Health & Wellness Benefits of Sauna

—— 医者が教える ——

究極にととのう

サウナ大全

超絶リラックスとパフォーマンスアップに効く科学的な方法

慶應義塾大学医学部特任助教・
日本サウナ学会代表理事

加藤容崇

Kato Yasutaka

ダイヤモンド社

はじめに

　本書を手に取っていただきありがとうございます。

　あなたは熟練のサウナー（サウナ愛好家）でしょうか？

　それとも、最近サウナに興味を持ち始めた方ですか？

　あるいは、過熱するサウナブームをいぶかしく思いながらも、なんだかちょっと気になっている感じでしょうか。

　実は、数年前まで私は「サウナブームをいぶかしく思っているタイプ」でした。2018年当時、少しずつサウナが注目を集め始めていましたが、「何がそんなにいいのだろう？」と。

　ましてや「ととのう」だなんて、怪しすぎると……。

　けれども、今の私はサウナが大好き。

　「ととのう」を日々かみしめています。

　なぜ、こんなに変わったのか。

　その理由はすべて「入り方」にあります。

　以前の私は間違った入り方をしていたせいで、サウナの真のパワーを全く享受できていなかったのです。

サウナは「ブーム」を通り越し、「健康インフラ」に

　サウナの素晴らしさを知り、通称「サウナドクター」と化した私は、それから約1年半後の2020年3月に、サウナの効果を日本で初めて科学的に紐解いた『医者が教えるサウナの教科書』（ダイヤモンド社刊）を出版しました。

　その本は、ビジネスパーソンをターゲットに、サウナにどのような効果・効

能があるのか、なぜサウナに入ると仕事のパフォーマンスが上がるのかを細かに書いた「サウナの啓蒙書・理論書」のようなものでした。

　出版してみると、ありがたいことに大反響。ますますサウナブームが盛り上がっていくかと思っていましたが、そんな矢先にコロナ禍が到来。サウナ業界も客足が落ち、行く末が危ぶまれました。

　ところが……。
　施設側は賢明でした。客足低下や営業自粛を逆手に取り、今がチャンスとばかりに大規模な改修工事を行い、新たなサウナの形へ進化し、既存のサービスに磨きをかけていったのです。

　さらに、「個人でゆっくり入りたい」「屋外で他人を気にせず楽しみたい」などニーズが多様化したことで、**個室サウナやアウトドアサウナなど、サウナの楽しみ方がより一層充実**。
　蓋を開けてみれば、サウナは人気が衰えるどころか、もはやブームを通り越し、運動に並ぶほどの健康インフラに発展しようとしているのです。

　そんな世の中の変化を受けて出版することになったのが本書です。

「究極にととのう」決定版

　前著を発売後、サウナ業界が進化を遂げたように、私自身も「ととのいセンサー」（"ととのい具合"を心拍数や自律神経の変化をもとに可視化する腕時計型のデバイス）を開発したり、様々な企業にご協力いただいて研究を深めたり、最新の論文を読みあさったりして、**サウナを科学的に解明する努力**を重ねてきました。
　本書では、その結果をあますことなく公開します。そして良いことだけではなく、**サウナの流行に伴って生じてきた弊害**など注意すべき点にもきちんと触れていきます。

これほど詳しく具体的に、様々な研究結果を踏まえながら、サウナの効能や取り入れ方を指南した本は他にはないでしょう。

　サウナーの裾野が広がる中、若者や中高年女性など最近サウナに興味を持ち始めた方々にも、**サウナの効果を最大化するための方法**を伝えたい。より手に取りやすい形でお届けしたい。

　そんな思いから、本書では図版を豊富に使用して、なるべく読みやすくなるように心がけました。

ビギナーから熟練サウナーまで対応

　また、ビギナーの方だけではなく、熟練サウナーの方々にもご満足いただけるように「**ととのう**」を極めるためのかなりマニアックな方法も、世界各国の医学的エビデンスをもとに数多く掲載しています。「究極にととのう」ことを目指してサウナに入ることは、自分自身の肉体や精神との対話にもなるでしょう。

　サウナが脳に与える影響などについては前著『医者が教えるサウナの教科書』にも詳しく書いていますのでご興味のある方はそちらもご覧ください。

　さらにサウナは、瞬間的な心地よさを求めて「ととのう」のに役立つだけではなく、日常の体調を維持したり、長期的に病気を予防したり、人間関係を円滑にしたり、「**人生そのものをととのえる**」のにも役立てることができます。

　サウナの可能性は、あなたが思っているよりもおそらくもっともっと大きいはずです。

　ぜひ、本書をお手元に置いていただき、**サウナを活用して健康をととのえ、生活をととのえ、人生をととのえ**ていきましょう。

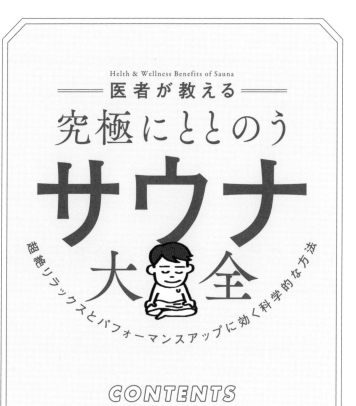

Helth & Wellness Benefits of Sauna

医者が教える

究極にととのう

サウナ

大全

超絶リラックスとパフォーマンスアップに効く科学的な方法

CONTENTS

はじめに 2

PROLOGUE

基本的なサウナのマナー

01 気持ちよくサウナを楽しむために必ず知っておきたいこと! 14

サウナ室のマナー 16

水風呂のマナー 18

外気浴(休憩)のマナー 20

CHAPTER 1

「ととのう」ための基本的な入り方

「サウナでととのう」の正体とは? 22

01 ▼ 入り方の基本「サウナ室→水風呂→外気浴」×3セット 28

02 ▼ 湿度が高くて心地よい「フィンランド式」を体験してみよう ... 31

03 ▼ 「ドライサウナ」よりも「ウェットサウナ」のほうが
健康効果が高い 33

04 ▼ サウナ室でまず座るべきは下段! 1段で温度が10℃違う ... 37

05 ▼ サウナ室の姿勢は「あぐらor体育座り」が正解 39

06 ▼ 「軽い運動をしたとき」の
心拍数になったらサウナ室を出る 41

07 ▼ 水風呂の温度は16〜18℃がベスト 46

08 ▼	水風呂に入るときは息を吐きながら「気持ちいい〜」と言う	48
09 ▼	水風呂の中ではじっと動かず「羽衣」を作る	50
10 ▼	水風呂は長くて1分！　喉がスースーしてきたら出る	52
11 ▼	外気浴（休憩）は、横たわって5〜10分休む	54
12 ▼	外気浴の真髄！「真正ととのいタイム」は約2分	56
13 ▼	これは「ととのい」にあらず。危険なフラフラとは？	58
14 ▼	ととのうために大切なのは「迅速な行動」	60

教えて加藤先生！　どうしても、ととのいません！ 62

お悩み1 ▼ 水風呂にどうしても入れない！
お悩み2 ▼ サウナ室は灼熱地獄でムリ！
お悩み3 ▼ 外気浴中に寒くなる！

CHAPTER 2

こうすると、もっと「ととのう」上級者篇

「サウナ愛好家」と「初心者」は何が違うのか … 66

01 ▼	「ストレスが溜まってるとき」は、ととのいチャンス！	70
02 ▼	1セット目はサウナ室の「下段」に座るといい	72
03 ▼	サウナ室に入ったとき「気持ちがいい」と感じると、ととのいが増す	74
04 ▼	サウナ室では「吸う」呼吸を意識！	76
05 ▼	水風呂の後半は息を「吐く」ことに集中	78
06 ▼	結局、混んでいない行きつけのサウナが一番	80

07 ▼ 安全&快適に楽しむ「ロウリュ」のお作法 82

08 ▼ 熱波&熱気でさらにととのう「アウフグース」 84

09 ▼ 植物の束をパサパサ。ヤミツキになる「ウィスキング」とは? ... 88

10 ▼ 木の宝石、ロウリュ、外気浴……。「嗅覚」でととのう 90

11 ▼ 快と感じる音を取り入れて「聴覚」でととのう 92

12 ▼ サウナ室のテレビは〇FFがよい! 「視覚」でととのう 94

13 ▼ 大自然に囲まれて外気浴をすると、
       極上のととのいが得られる 96

14 ▼ 眠気覚まし・コンディショニング……。
       TPOに合わせた入り方 98

15 ▼ どこでも安定して最高にととのう「加藤メソッド」 100

教えて加藤先生! 最近、ととのわないんです! 104

お悩み1 ▼ サウナ室ですぐに上限の心拍数に!

お悩み2 ▼ サウナ室で集中できない

お悩み3 ▼ 原因不明! 次第にととのわなくなった!

CHAPTER 3

美が「ととのう」入り方

「サウナ×美容」はニセ情報が多いから注意! 108

01 ▼ 赤ちゃんのようなピンク色の肌に! 112

02 ▼ 紫外線を浴びた後、サウナに入ればシミ予防に! 115

03 ▼ むくみを取るのに効果的
       肌もつるつるになる「塩サウナ」 118

04 ▼ やせるためには
「サウナ1時間前〜サウナ中」に糖分NG 120

05 ▼ 身ひとつでできる！ サウナ室でおすすめの美容術3選 122

06 ▼ 激しく入るとメラノサイトが刺激され、肌が黒くなる 124

07 ▼ 生理2週間前は外気浴を2倍にする 126

08 ▼ サウナ後のスキンケアは時間帯で使い分ける 128

CHAPTER 4

健康が「ととのう」入り方

病気予防・健康長寿のためにサウナを活用 132

01 ▼ 精神疾患リスクが78％減少！「うつ」になりにくい入り方 134

02 ▼ 血管が弾力性を増し、心筋梗塞のリスクが52％減る 138

03 ▼ サウナ後1時間半〜2時間以内に寝ると熟睡効果最大！ 141

04 ▼ 脳の老廃物が洗い流されて、
認知症のリスクが66％減少 146

05 ▼ 風邪を引きにくくするには
サウナ後4時間以内に就寝がベスト 148

06 ▼ 疲労物質が強力に押し流されて、肩こり・腰痛が和らぐ 150

07 ▼ 冷え性の人ほど、水風呂にしっかりつかるほうがいい 152

08 ▼ 5日でどんどん汗をかきやすく！ 熱中症のリスクも下がる 154

09 ▼ 筋トレ効果を高めたいなら
「サウナ→軽めの筋トレ（低負荷運動）」 156

10 ▼ 筋肉疲労を取りたいなら「運動→サウナ」
お風呂と合わせるとさらに効果的 159

11 ▼ 自分の体に合わせた負荷の少ない入り方 163

CHAPTER 5

生活が「ととのう」入り方

サウナの多様化でライフスタイルに合わせて選べる時代に ……… 168

01 ▼ 経営者はサウナを活用すべし?
ビジネスに効く「オフィスサウナ」 170

02 ▼ 「地方創生サウナ」がアツイ! サウナ旅の楽しみ方 173

03 ▼ 本格派も妄想派も! 自宅でととのう「うちサウナ」 176

04 ▼ 空前の大ブーム!
「アウトドアサウナ」を安全に楽しむポイント 180

05 ▼ 人脈づくりに有効!プライベートも仕事も世界が広がる ……… 184

06 ▼ 女性はSEX前、男性はSEX後にサウナ。
実はすごい「サウナ恋愛術」 186

07 ▼ サウナのスタイルも利用者も!多様化が加速中 188

CHAPTER 6

これは逆効果! 心身に悪い入り方

運動と同じ。やり方を間違えると逆効果になる ……… 192

01 ▼ こんなときはNG
「飲酒後」「満腹時」「風邪を引いている」 194

02 ▼ 入ってよいか医師に相談すべき「持病」とは? 198

03 ▼ 意外な2つのNG!
「サウナ室でマッサージをぐりぐり」「顔面水シャワー」 ……… 201

04 ▼ 妊娠中のサウナには、3つのネガティブな報告がある ⋯⋯⋯ 204

05 ▼ 妊活中の男性が気をつけるべき2つのこと ⋯⋯⋯ 206

06 ▼ 妊活中女性は特に注意!
入りすぎると71%の女性が月経不順に ⋯⋯⋯ 208

07 ▼ 「10歳以下の子ども」は、
自律神経の機能が未熟だからサウナNG 210

08 ▼ 体が熱くないのにドキドキしたら
二酸化炭素中毒の恐れあり ⋯⋯⋯ 212

09 ▼ 吸収しすぎて危険! 湿布や皮膚パッチは必ず剥がす! ⋯⋯⋯ 214

10 ▼ スポーツドリンクの飲みすぎは
心疾患の死亡リスクが8%増える ⋯⋯⋯ 216

11 ▼ 刺激を求めすぎるとサウナ依存症になる ⋯⋯⋯ 218

教えて加藤先生! 人が倒れた! どうすればいい? ⋯⋯⋯ 221

to do1 ▼ 安全な場所(脱衣所など)に運ぶ!

to do2 ▼ 意識があるかを確認!

to do3 ▼ 役割を決めて協力する

to do4 ▼ 呼吸がなければ心臓マッサージを

to do5 ▼ 自分が倒れたら「回復体位」で休む

EPILOGUE

どれが一番ととのう?
自分で人体実験してみた!

新開発のデバイスで採取した「ととのいデータ」を一挙公開 ⋯⋯⋯ 226

基本を3セット。理想のととのい方 ⋯⋯⋯ 229

水風呂なし ·· 230

外気浴なし ·· 231

だんだん混んできたサウナ ··· 232

水風呂の代わりに水シャワー ······································ 233

サウナ室の代わりにお風呂 ··· 234

前半お風呂・後半サウナ室 ··· 235

サウナ室で極限まで追い込む ······································ 236

満腹時 ·· 237

飲酒時 ·· 238

冷たすぎる水風呂 ·· 239

　おわりに ·· 240

　サウナDr.加藤の偏愛サウナ・リスト ························ 242

　参考文献 ·· 247

＊本文中の(*1)〜(*92)は該当部分の原稿や図表の元となる参考文献（P247〜254に記載）の合番を示します。

＊病気治療中の方や服薬中の方は、サウナ浴の是非について主治医にもご確認ください。

＊本書で紹介している施設やサービスの情報はすべて、2023年6月のものです。変更になることもありますので、ご了承ください。

基本的な
サウナの
マナー

気持ちよくサウナを楽しむために
必ず知っておきたいこと!

「究極にととのう」ためには、そもそも不快な思いをせずに、みんなで気持ち
よくサウナを利用する必要があります。
　そのために、まず**サウナのマナー**をしっかり確認しておきましょう。

知識不足が原因のマナー違反に注意

　基本的には「周りの人や施設に迷惑をかけない」ということを意識してい
ればマナーは守られます。けれども、**サウナの知識がないと実は迷惑をかけて
いるのに気づかないこともあります。**

　ここで、クイズです。

水風呂に入ろうとしたら、おじさんが中で
屈伸運動をしていました。
これはマナー的にOKでしょうか、NGでしょうか?

　「邪魔だなぁ。でも、ぶつからなければ別にいいかな?」と思った人もいるか
もしれません。
　でも、**答えは「NG」。マナー違反です。**

　ゆったり水風呂を楽しんでいる人にとってむやみに水面を荒くすることは迷
惑ですし、「羽衣」が剥がれてしまうから。羽衣というのは、水風呂に入った
ときに冷たさから守ってくれる温度の層のこと。水風呂に入って10秒くらいた

つと自然と形成されるのですが、水流があると剥がれてしまうのです（詳しくはP50）。だから、**他人の羽衣を破壊するような行動はマナー違反**になります。

　他にもよくあるのが、混んでいるサウナ室で、上段の人が退席する際に人をかきわけて降りていく場合。そのとき、けっこう汗がいろんな人につくのです。ベチョッと。汗をつけられたほうからすると、かなり嫌な気持ちになりますよね。でも、多分本人は気づいていないし、悪気もないでしょう。

　この場合だったら、**席を立つ前にタオルで体を拭いておくことが大切**だと思います。意外とこういう「本人が気づいていないパターン」は多いです。

「感染対策」をしっかりするのは当たり前

　コロナ禍以降のマナーとして感染対策も重要です。基本的には、会話をするとリスクが上がりますし、そもそも、静かに集中して入りたい人もいるので、**原則的にはしゃべらないほうがいいでしょう。**

　ただ、仲間とワイワイ楽しみたい人もいますよね。それ、私はいいことだと思うんです。裸と裸の付き合いができるサウナはコミュニケーションを深めるにはもってこいです。だからそういう人は**「しゃべってOK」と明示しているサウナや、貸し切りサウナを利用する**とよいのではないでしょうか。ぜひ目的に合わせて活用してみてください。

　さて、感染対策に話を戻すと、**水風呂で潜らないことも大切**です。潜ると唾液や鼻水などが水風呂に浮いてしまうので感染リスクが上がります。

　次のページから「サウナ室」「水風呂」「外気浴」に分けてマナー違反の行動をイラストで紹介します。

　たまに、こんな人達に出会うかもしれませんが、あまり気にせず受け流しましょう。**イライラしたり指摘しようと考えてヤキモキしたりすると、自分がととのえなくなって損をするだけ**だからです。

　自分はマナーをしっかり守って、サウナを心置きなく楽しみましょう。

サウナ室のマナー

言わずもがなですが、体や頭を洗ってからサウナ室に入りましょう。サウナーはこれを「身を浄める」と言います。

①②⑦⑨は当たり前に他人の迷惑。③⑥は自分でマナー違反だと気づいてないこともあるので注意。汗は移動するときにも人につけないように気をつけて。⑤も常識ですが、特にビート板の場合は放置していると反り返ってしまうので施設の大迷惑。④⑪も意外とダメ。すのこの下が腐っ

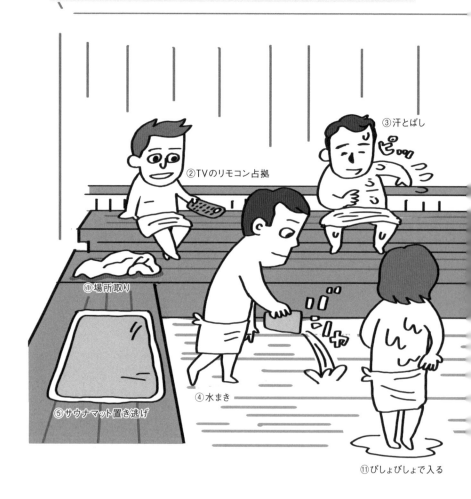

③汗とばし

②TVのリモコン占拠

⑩場所取り

⑤サウナマット置き逃げ

④水まき

⑪びしょびしょで入る

16

てしまいます。⑫も、不潔なうえにサウナストーブに悪影響を与えます。⑧のように匂いがするもの（トリートメントなど）をつけたまま入るのもNG。⑩も私物の持ち込みは基本、NGですから、当然ダメ。この他、「ウェアラブルウォッチは手首の内側につける」のもマナー。カメラ付きなど高性能化しているため誤解を招きかねません。基本的には黙浴で楽しんで。

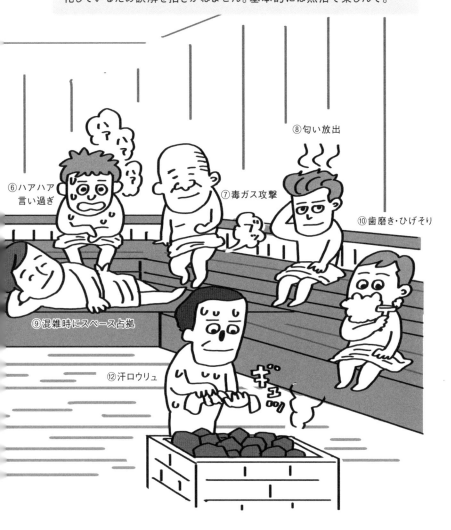

⑥ハアハア
言い過ぎ

⑦毒ガス攻撃

⑧匂い放出

⑩歯磨き・ひげそり

⑨混雑時にスペース占拠

⑫汗ロウリュ

水風呂のマナー

①⑥はマナーはもちろん、感染対策的にもNG。分泌物を水風呂に垂れ流してはダメ。②は意外と多い。立ったまま掛け水をすると水が飛び散り、水風呂に入っている人にかかる。しゃがんでやるべし。③は持ち主が水風呂に入っている間に私物のサウナハット（頭皮や髪を熱から守るため

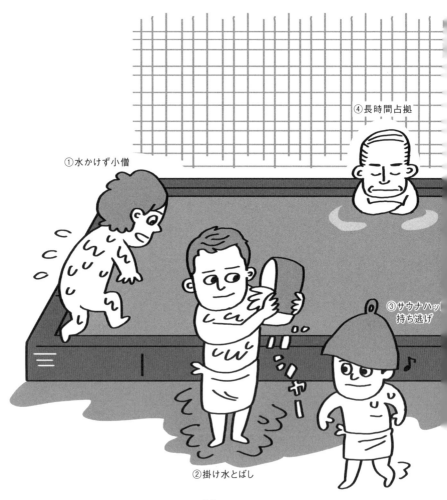

④長時間占拠

①水かけず小僧

③サウナハッ〔
持ち逃げ

②掛け水とばし

にサウナ室でかぶる帽子）を備品と勘違いして持ち去るパターン。④は混雑時にはNG。体にとっても害。⑤⑧のように水流を発生させる行為は、周りの人の羽衣をはがすことになるのでダメ。⑦は不思議案件ながら実在。水風呂に入るときはサウナパンツは脱いで入りましょう。

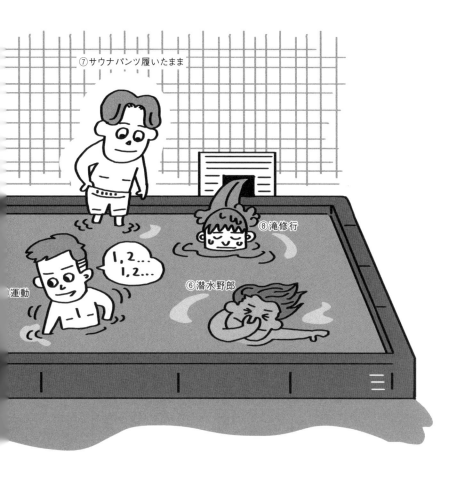

外気浴（休憩）のマナー

①のように、ととのい椅子（休憩スペースに置いてある椅子）を使用後、洗い流さないのはNG。施設の共有物は清潔に保って。②の長時間独占も迷惑。ととのい椅子の数は限られているので、ととのいが完了したらすみやかに移動するようにしましょう。

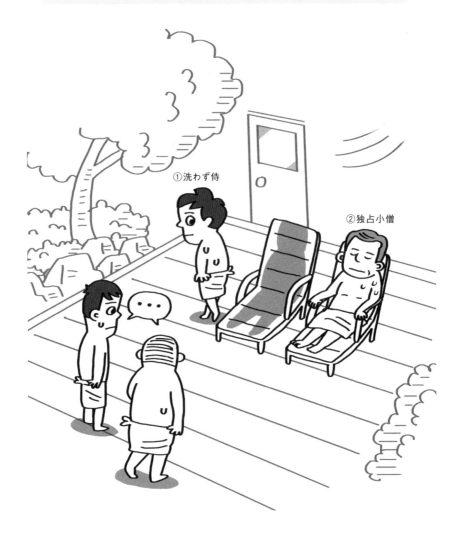

①洗わず侍

②独占小僧

CHAPTER

1

「ととのう」
ための
基本的な入り方

「サウナでととのう」の正体とは?

「ととのう」という言葉。耳にしたことがある人も多いと思います。

サウナに入った人が、恍惚の表情を浮かべながら「ととのった〜」と口にする、あれです。

「ととのう」というのは、簡単に言うと「サウナに入ったことで得られる心地よい感覚」のことを指します。

とはいえ、「結局何なの?」と思う人もいるでしょう。

私自身、サウナの研究を始める前は「なんだそれ?」と思っていました。

でも、サウナが大好きになり、医師としてサウナが体に及ぼす影響について研究を重ねた結果、わかったんです。「ととのう」の正体が。

人が「ととのう」とき、体にどのような変化が起き、それによって何を享受できるのか? そのメカニズムを医学的に紐解いていきましょう。

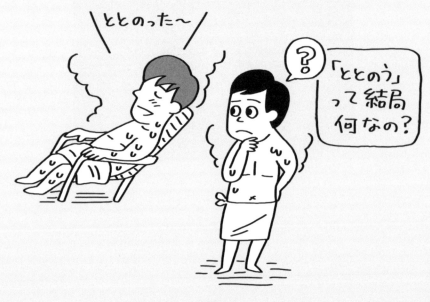

ととのった〜

「ととのう」って結局何なの?

サウナで「自律神経」を大いに刺激する

「サウナに入る」と言っても、サウナ室に入るだけでは足りません。

サウナ室に入った後、水風呂につかり、外気浴（休憩）をする。この一連の流れを通じて自律神経を大いに刺激することが、ととのうためのポイントです。

1 ▸ 自律神経は生命活動を維持するための自動運転システム

自律神経は、人体が生命活動を維持するために働いている自動運転システムです。心臓を動かしたり、血管をコントロールしたり、体温を調節したり。意識しないでも勝手に動いているものは、基本的に自律神経によって制御されています。

自律神経は「交感神経（興奮・緊張したときに活性化する）」と「副交感神経（リラックスしたときに活性化する）」に分かれており、相反する働きをしています。例えば、交感神経が活性化すると心拍数は上がるのに対して、副交感神経が活性化すると心拍数は下がるという具合です。基本的には様々な器官を、交感神経と副交感神経が二重支配していて、TPOに応じてバランスを取り合っています。そして、この2つこそが「ととのう」を紐解くカギとなります。

自律神経＝生命活動を維持するための自動運転システム

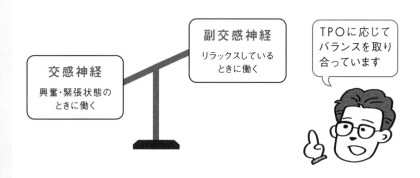

2 ▶ サウナで交感神経と副交感神経が "急激に" 切り替わる

サウナ室に入ると、最初は「温かい」という気持ちよさを感じるため、副交感神経が優位になります。しかし、すぐに「熱い!」と感じるため、交感神経が優位になります。

サウナ室を出るといったん元に戻るものの、水風呂に入ると「冷たい!」となるため、再び交感神経が優位に。さらにこのとき、**体は過酷な状況に対応するためにアドレナリンというホルモンを出して興奮状態**にあります。

そして、外気浴（休憩）を行うと体は「危機的状況を脱した」と安堵し、一気に副交感神経優位になります。

これは、ふだんストレスフルな生活を送っている現代人には、なかなか到達できないレベルのリラックス状態です。なぜなら、直前まで交感神経優位に引っ張られていた分、**反動をつけて大きく副交感神経に傾く**からです。

極限状態になることで体が「バグる」

通常では味わえないほどの副交感神経優位の状態。これがすなわち「ととのう」なのかと思うかもしれませんが、違うんですよ。

外気浴で極上の副交感神経優位の状態にあるとき、実はアドレナリンはまだ体の中に残っています。サウナ室→水風呂で交感神経が上昇したことによって分泌されたアドレナリンが、血中にまだ存在しているんです。

だから、**アドレナリンが残っているのに、リラックスもしている。**こんな矛盾した状態が作り出されます。

〔サウナ室〕　　　　〔水風呂〕　　　　〔外気浴〕

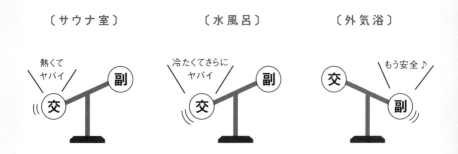

熱くてヤバイ〔交〕〔副〕　冷たくてさらにヤバイ〔交〕〔副〕　〔交〕もう安全♪〔副〕

つまり、体がある意味「バグる」のです。

そうするとどんな感覚を得られるか? 私が感じる「ととのう」は、「リラックスはしているけれど、眠いわけではなく、むしろ意識は清明に晴れている」。これがすなわち「ととのう」の正体です。

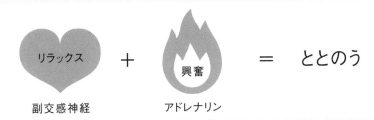

リラックス + 興奮 = ととのう

副交感神経　　　アドレナリン

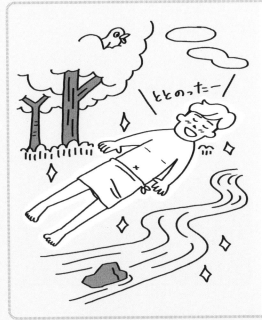

「ととのったー」

体感
・リラックスしているけれど、意識は清明に晴れている
・地球に愛撫されているよう
・重力に吸い込まれるような感覚
・雲に乗るような浮遊感

心
・穏やか ・平和 ・幸福感

脳
・疲れが取れる
・スッキリしてサクサク動く
・アイディアがひらめく

五感
・草木の匂いを感じる
・鳥のさえずり、水の音に癒やされる
・風が肌をやさしくなでる
・味覚が鋭くなる

これはととのいではない
✕ 頭がフラフラして平衡感覚が乱れる
✕ 視界が暗くなる
✕ 冷や汗が出る
✕ 声や音が遠く小さく聞こえる
✕ 血の気が引いた感じになる

▶ 失神の前兆かも!?
P58も参照

「ととのう」の先にあるもの

　ととのうことのメリットは、単に気持ちがいいだけではありません。体に様々な良い変化が起きます。

　例えば、脳の場合を見てみましょう。

　サウナに入る前と後の脳について、30名を対象に、MEG（200以上のセンサーを用いて脳内にわずかに生じる磁場変化を捉える高性能な機器）を使って測定を行いました。

　すると、サウナに入った後は**右頭頂葉の一部にβ波が増加する**ことがわかりました。これは、感覚を司る領域が活動していることを表します。

　つまり、**サウナに入ると、アイディアが浮かびやすい状態になる**ということです。

　また、本来リラックスしている状態のときは、α波が増えてβ波は減ります（入浴後はそうなります）。ところが、今回の研究ではβ波が増加していました。

【β波の変化】

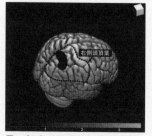

右側頭頂葉

黒い部分が平常時に比べて変化していた

【α波の変化】

α波：サウナ前　　　α波：サウナ後

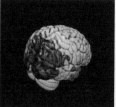

青い部分は異常なα波が出ているところ。サウナ後は減少していた

> サウナに入ると、脳に良い変化が起こります。
> 感覚が鋭敏になり、集中力も上がる!

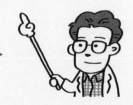

これは、入浴とサウナでは脳が受ける影響は異なるという証でもあります。

さらに、サウナ前に出ていた異常なα波が減少していることもわかりました。**超絶リラックス状態になって、集中力が上がります。**

「ととのう」の先にあるもの

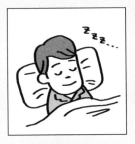

睡眠の質が上がる
詳しくはP141

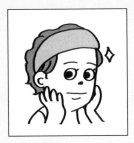

美肌になる
詳しくはP112

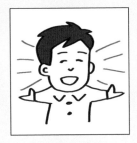

うつのリスクが低下
詳しくはP134

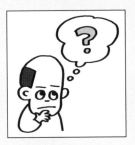

認知症のリスクが低下
詳しくはP146

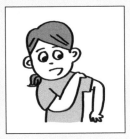

肩こり・腰痛が和らぐ
詳しくはP150

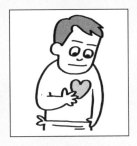

心筋梗塞のリスクが低下
詳しくはP138

みんなでととのって、人生を楽しみましょう

入り方の基本
「サウナ室→水風呂→外気浴」×3セット

　まずは、大まかな入り方について説明します。

　「サウナに入る」＝「サウナ室に入った後、水風呂につかって、外気浴（休憩）をする」。この3つで1セットです。3セットほど繰り返すとよいでしょう。

　章の冒頭でお伝えしたように、「ととのう」ためには、あえて日常ではありえない環境に身を置き、**交感神経と副交感神経を刺激すること**が**大切**です。だから、サウナ室で「熱い！」と感じる必要があるし、水風呂で「冷たい！」と感じることも大事。そして何より、外気浴で「ふぁ〜」と一息つくことがとても大切なのです。

「サウナ→水風呂→外気浴」の順番を守る

　例えば、

「水風呂を出た後に、体が冷えすぎたからサウナ室に入る」

「サウナ室を出た後、いったん外気浴をしてから水風呂に入る」

　このような行動は、初心者のうちはおすすめできません。

　なぜなら、ととのうためには、交感神経を上げて上げて、そこから副交感神経優位にぐっと引っ張る、いわゆる「**緊張**」と「**緩和**」が必要だからです。これを成し遂げるには、サウナ室→水風呂→外気浴という一連の流れが基礎的な手順です（慣れてきたら、個人個人の、あるいはその施設特有の状況に合わせて自分が「気持ちがいい」と思えるようにカスタムするとよいでしょう）。

「ととのう」ための基本サイクル

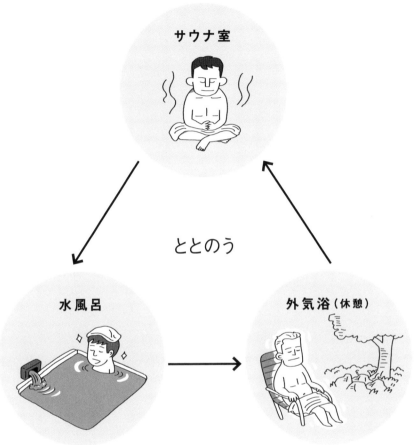

サウナ室

ととのう

水風呂

外気浴（休憩）

・順番を守る

・余計な行動をはさまない

・3セットほど繰り返す

水分補給も忘れずに

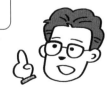

水風呂→外気浴は迅速に行動を!

　水風呂を出た後、外気浴スペースへ移動するときは、なるべく迅速に行動してください。詳しくはP56で説明しますが、「真正ととのいタイム」に大いに関わってくるからです。

　私は初めての施設に行ったときは、**あらかじめ水風呂→外気浴の動線を確認しておき**、すみやかに移動できるようにしています。

初心者は4セット以上はやらない!

　初心者はサウナに入ったときの自律神経の反応が、よくも悪くも大きいです。**自律神経が対応できる範囲を越えてしまうと、サウナに入った後、かえって自律神経の機能が低下することがある**ので注意が必要です。

　たとえるなら、好きなアーティストのライブに行ったとき、脳と体が興奮しすぎて倒れてしまう。テンションが上がって元気も出るし幸せなんだけれど、後でどっと疲れる。そんなイメージです。

　私が調べたところ、極端な入り方をせず、通常の入り方なら最大3セットまでならセーフ。初心者の人でも、限界を超える人はいませんでした（詳しくはP67）。ですから、**初心者の場合は、体が慣れるまでは最大3セット**にしておくのがよいでしょう。

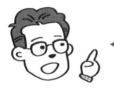

注意!
体が慣れていない場合、4セットを超えると、
かえって自律神経の機能が低下することが
あります。

湿度が高くて心地よい
「フィンランド式」を体験してみよう

　サウナに行ってみたいけれど、どんなサウナに行けばいいかわからない人もいるでしょう。昔ながらの灼熱のサウナや本場フィンランド式のサウナなど、種類は色々あります。それぞれの特徴を紹介するので、お気に入りのサウナを見つけてみてください。

サウナ室は大きく2種類に分かれる

　サウナ室は「ドライサウナ」と「ウェットサウナ」に大別されます。
　ドライサウナは、温度が高く湿度が低いのが特徴。日本にはドライサウナが多く、中には110℃という高温なものもあります。
　対して**ウェットサウナは、比較的温度が低く湿度が高い**です。
　ウェットサウナはさらに細かく分類されていて、温度が80〜90℃程度の「**フィンランド式サウナ**」、マイルドに体が温まる「**ミストサウナ（スチームサウナ）**」、塩を皮膚に塗りながら楽しむ「**塩サウナ**」、薪ストーブ釜を使って室内を温める「**スモークサウナ**」などがあります。
　フィンランド式サウナは、**ロウリュ**ができるところが多いです。
　ロウリュというのは、サウナストーンと呼ばれる石に水をかけることで蒸気を発生させること（詳細はP82）。ロウリュをすると蒸気がぶわ〜っと体中を包み込んで、とっても気持ちがいいですよ。
　一定の時間ごとに自動でロウリュされる「オートロウリュ」の施設と、好きなタイミングで自分でサウナストーンに水をかけることができる施設があります。
　私は自分でロウリュができる本場フィンランド式のサウナが一番好きです。

様々なサウナのタイプ

ドライサウナ （比較的温度が高く、湿度が低い）	ウェットサウナ （比較的温度が低く、湿度が高い）
【遠赤外線サウナ（高温サウナ）】 温度は70〜100℃程度のところが多い。湿度が低いため皮膚や目が乾燥しやすい。意外と深部は温まらない。	【フィンランド式サウナ】 温度は80〜90℃程度。セルフロウリュができるところも多い。
	【ミストサウナ（スチームサウナ）】 温度は50〜60℃程度のところが多い。マイルドに体が温まるため、熱いのが苦手な人に向いている。
	【塩サウナ】 塩を皮膚に塗りながら楽しむサウナ。50℃程度の低温のところが多い。塩を塗ることで皮膚表面の浸透圧が高くなり、皮膚から多くの汗を引き出せる。
	【スモークサウナ】 サウナ室で薪ストーブ釜を使ってサウナストーンと室内を温める。フィンランドの伝統的な形式で、煙が部屋に充満することからこう呼ばれる。日本にはほとんど存在しない。
	※ロウリュができるサウナはすべてウェットサウナに含まれる

「ドライサウナ」よりも「ウェットサウナ」のほうが健康効果が高い

「とにかく熱いのが好き」「ほどほどの温度で楽しみたい」など、人によって好みは様々だと思います。

自分が気持ちいいと思えることが一番ですが、医学的に「ドライサウナ」と「ウェットサウナ」を比較した場合、健康効果が高いのはどちらなのでしょうか。

深部体温が38℃を超えるとストレスからの修復が進む

ドライサウナとウェットサウナ、どちらがより健康効果が高いのかを考える上でカギとなるのが、「HSP（ヒート・ショック・プロテイン）」です。

HSPは熱の刺激によって出てくるタンパク質で、**組織を修復する働き**があります。

どれくらいの熱が加わるとHSPが出現するのかというと、実は**深部体温が38℃を超えると、たくさん出る**ことがわかっています。

お風呂のHSP研究を行っている伊藤要子先生 (*1) および過去の報告 (*2) によると、38℃以上の熱が加わると、HSPの中でも特に**ストレスからの細胞の保護を特徴とする「HSP70」の発現が2倍**になるそうです。

これを踏まえると、深部体温が**38℃以上に達しやすいサウナの入り方**をすると、**体内メンテナンスに有効**だと言えます。

さぁ、ここでクイズです。

> 深部体温が38℃以上に達しやすいのは、
> ドライサウナ、ウェットサウナ、どちらでしょう?

　温度が高い「ドライサウナ」のほうが体が熱くなるイメージがありますよね。ところが、答えは逆。

　実は**「ウェットサウナ」のほうが、体が芯から温まりやすい**のです。ドライサウナの場合、基本的に深部体温は38℃を超えません。

「ドライサウナVSウェットサウナ」で深部体温の上昇具合を比較した研究（*3）があるので見てみましょう。

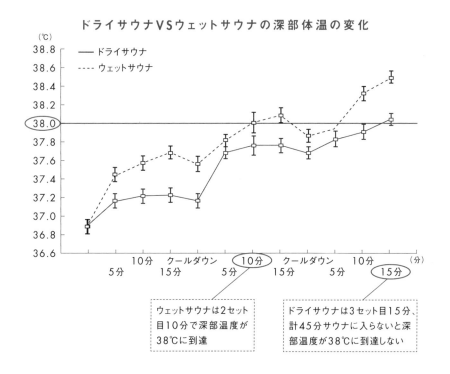

ドライサウナVSウェットサウナの深部体温の変化

ウェットサウナは2セット目10分で深部温度が38℃に到達

ドライサウナは3セット目15分、計45分サウナに入らないと深部温度が38℃に到達しない

　平熱が36.8℃の場合、ドライサウナは1セット（サウナ91℃・15分）を3回繰り返さないと深部体温が38℃を超えません。91℃のサウナ室に15分間居続けるのは、かなりしんどいはず。しかもそれを3セット繰り返す必要があるわけです。なかなかハードルが高いと言えるでしょう。

　それに対してウェットサウナ（サウナ60℃・15分）は、2セット目の10分を超えたころには38℃に達します。

　したがって、**深部体温を38℃以上にするためには、ウェットサウナのほうが有利**。2セットで到達できます。

「サウナ」VS「お風呂」VS「岩盤浴」。HSPが出やすいのは?

　ちなみに、「お風呂や岩盤浴でも体は温まるから、サウナじゃなくてもいいのでは?」と思った方のために補足します。

　サウナ、お風呂、岩盤浴の深部体温の変化を比べてみましょう。

【ドライサウナ（91℃、相対湿度5～18%）】

　1セット（15分）ごとに0.4℃ほど上昇。

【ウェットサウナ（60℃、相対湿度60%）】

　1セットごとに0.6℃上昇。（1セット〈15分〉ごとに0.8℃上昇し、その後、水風呂に入ると〈22℃、2分間〉0.2℃下がる）

【岩盤浴（36～38℃）】

　10分かけて深部体温が0.3℃上昇。

【お風呂（40℃全身浴）】

　15分かけて0.9℃、20分かけて1.4℃上昇（*4）。ちなみに温泉（40℃）は、10分で1.0℃上昇します（*5）。

　したがって、平熱が36.8℃の場合、HSPがたくさん出る38℃以上を目指すためには、**お風呂では20分以上全身浴をし続ける必要があります。**

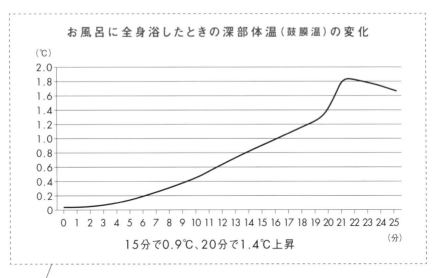

お風呂に全身浴したときの深部体温（鼓膜温）の変化

（℃）

15分で0.9℃、20分で1.4℃上昇

（分）

深部体温の変化

お風呂 （40℃全身浴）	ドライサウナ （91℃、 相対湿度5〜18%）	ウェットサウナ （60℃、 相対湿度60%）	岩盤浴 （36〜38℃）
15分で0.9℃上昇	1セット（15分）ごとに0.4℃上昇	サウナ（15分）で0.8℃上昇し、水風呂（22℃、2分）で0.2℃下がる	10分で0.3℃上昇

【結論】フィンランド式に2〜3セット入るのが最強

　以上のことから、すみやかに深部体温を38℃以上に上げ、HSPをたくさん出現させて体内メンテナンスをするためには、**ウェットサウナに2〜3セット入るのがベスト**です。

　特に、フィンランド式がおすすめ。というのは、さきほどの研究ではウェットサウナの室温が60℃に設定されていますが、ミストサウナや塩サウナだと、施設によっては60℃に達しない場合があるからです。その点、フィンランド式は80〜90℃のところが多いので条件を確実にクリアできます。

サウナ室でまず座るべきは下段！1段で温度が10℃違う

　サウナ室内で、どこに座るかというのは意外と悩みどころです。とりあえず空いている場所に座ったら、熱すぎてすぐに出る羽目になったり、逆にぬるすぎて物足りなかったり。実は、サウナ室は場所によって温度が大きく異なります。特性を知って自分の体に合うポジションを見つけましょう。

場所によって熱さは変わる

　熱は高いところに集まるので、上へ行くほど高温になります。階段状になっているサウナ室の場合、**1段上がると温度も約10℃高く**なります。

　また、ヒーターの前は当然ながら熱いので、ヒーターが正面にあり、なおかつ最上段の席が最も熱い席になります。ちなみに、ヒーターの真ん前は熱が直撃する部位は非常に熱くなる一方で、当たっていない部位は意外と温まりません。**温まり方にムラが生じ、全身が温まりにくくなる**ので注意が必要です。さらにドライサウナの場合、ただでさえ角膜表面が乾燥（*6）することがわかっているので、**ヒーターの前に座ったら目の乾燥**が加速します。眼精疲労がある方は避けたほうがよいでしょう。

　ロウリュができるサウナの場合は、ロウリュをすると蒸気が上がった後、横に流れます。そのため、ストーブの横の最上段の席が最も熱くなります。

　換気扇の位置によっても変わりますが、遠赤外線ヒーターを用いたサウナ室（ドライ）と、ロウリュができるサウナ室（ウェット）の温度状況を次のページに載せておくので参考にしてください。

下段から徐々に体を慣らしていきましょう

ドライサウナの温度状況

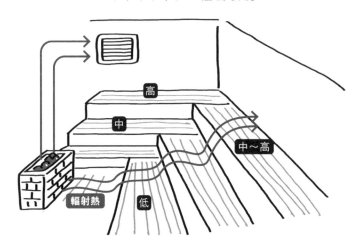

高

中

中〜高

輻射熱

低

ウェットサウナの温度状況

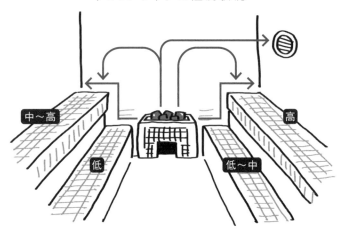

中〜高

高

低

低〜中

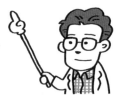

吸気口、排気口の位置も大事！ 電気ストーブの場合、
吸気口はストーブの近く、排気口は壁の上部か下部に
あることが多い。排気口の近くの上段が最も熱くなります！

05

サウナ室の姿勢は「あぐらor体育座り」が正解

　サウナ室でどう座るか。たったそれだけのことで、ととのいやすさは変わってきます。医学的におすすめの方法を紹介します。

腰掛けるスタイルだと足が温まりにくい

　サウナ室は階段状になっているところが多いです。そのため、椅子に座るような感じで腰をおろし、そのまま下の段に足をつく人が多いかもしれません。

　しかし、前項でお伝えしたように、サウナ室は場所によって温度が異なります。したがって、椅子に腰掛けるスタイルだと、頭のほうは温度が高いのに対して足元は温度が低くなります。すると、全身の温まり方にムラが生じます。

　全身が等しく温まっていないと、次のステップである水風呂がきつくなります。水風呂は足から入りますよね。それなのに足が充分温まっていないと、足をつけた瞬間「冷たい！　無理！」となってしまいます。

　だから、サウナ室で足までしっかり温めておくことが非常に大切。腰掛けるスタイルはあまりおすすめできません。

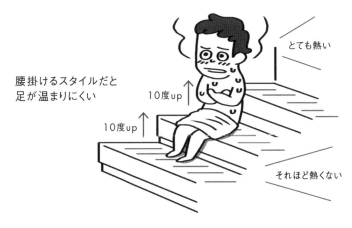

腰掛けるスタイルだと
足が温まりにくい

とても熱い

10度up

10度up

それほど熱くない

できるだけ体の高低差をなくすのがベター

　全身を均一に温めるために、**できるだけ体の高低差をなくしましょう。** ベストは横たわることですが、他人の迷惑になりますし、万が一眠ってしまうと危険です。

　また、足を上げるという方法もありますが、とても疲れるので現実的ではありません。だから、**私のおすすめは「あぐら」or「体育座り」**です。

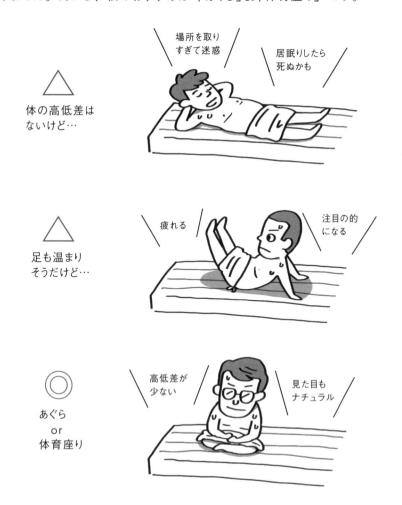

「軽い運動をしたとき」の心拍数に なったらサウナ室を出る

　いつサウナ室を出ればいいのでしょうか。汗をたっぷりかいたら？　大体10分くらいと決めておく？　私の答えはいずれもNOです。

　サウナ室を安全かつ快適に出るためには時計や温度計を見ないほうがよいのです。サウナ室を出るときに使える医学的な指標を紹介します。

「汗の量」を目安にしてはいけない

「汗をたっぷりかいた＝体が温まった」。こう考える人は多いと思います。でも実は、**その汗は「結露」の可能性があります**。

　例えば、冷たい水が入ったコップの周りに水滴がつくことがありますよね。あれは、コップ周辺の空気が冷やされて空気が抱え込める水蒸気の量が減ったことで、空気中に含まれていた水が水滴として付着したものです。

　それと同じように、サウナ室の温度に比べて体温は非常に低いため、体の表面に結露が生じることがあります。ある研究（*7）では、サウナ内の汗は、3〜5割が結露であると報告されています。だから、**汗の量（汗と思われる量）を目安にしてはいけません**。

「時間」を目安にしてはいけない

　多くのサウナ室には時計があります。12分計や砂時計（5分が多いでしょうか）が設置されているので、時間を目安に入る人も多いでしょう。

　例えば、ある人は「5分だとちょっと短いし、10分だと長いから、自分はいつも7分くらい」と決めているとします。また、ある人は、「たっぷり汗をかきたいから必ず10分は入る」と決めているとしましょう。

下記は、それぞれの心拍数を表したグラフです。

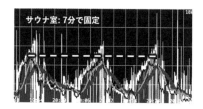 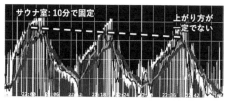

7分の場合（左のグラフ）は、きれいな山が3つ並んでいますね。対して10分の場合（右のグラフ）は、山の高さが一定ではありません。心拍数も実は140回を超えていて、負荷がかかりすぎています。

「じゃあ、7分がいいの？」と思ったかもしれませんが、これはあくまでも、このサウナ室のコンディションと、この日の体調の結果、7分だったということ。

コンディションも体調も、時と場合によって異なるので、時間を目安にするのは、むしろ非常に難しいと言えるでしょう。

体感は当てにならない

「だいぶしんどくなってきた」と体感を指標にするのもNGです。人間が感覚

= COLUMN =

体感を目安にするなら
「背中の真ん中」が温まったら

全身が温まったかを大まかにチェックするなら、背中の真ん中を意識してみてください。風邪を引くと背中がぶるっとすることがありますが、それは背中が深部体温をセンサーできる場所だからです。

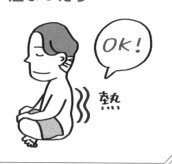

を得ているセンサーは手と顔が最も敏感です。そのため手や顔が「熱い」と感じても、まだ全身は温まっていないことがあります。

体の状態を客観的に把握するなら「心拍数」がベスト

サウナ室にいると心拍数はどんどん上がっていきます。熱を放つために血流は皮膚表面に集まるので、体の中心部である心臓に戻ってくる血液量が減ります。すると、心臓は一気に充填してドーンと送り出すのではなく、こまめにポンピングすることになるからです。

心臓が速く動きすぎると体に負担がかかりますが、心拍数を目安にすれば、それを避けることができます。

下のグラフは、心拍数の上限を120回、130回に設定して3セット行ったときのものです。上限を決めているので、当然ながら上限は固定され、上がり方も一定しています。

心拍数を目安にすることは、体に余計な負担をかけず、初めての施設でもOKなユニバーサルな方法だと言えるでしょう。

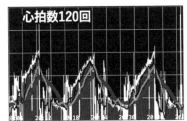

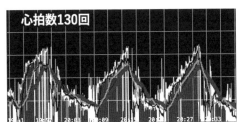

出る目安は「軽い運動をしたとき」の心拍数

脈拍数＝心拍数なので、脈を測ることで交感神経の状態を推し量ることができます。サウナ室を出る目安は「軽い運動をしたときの心拍数」と同じになったら、です。あらかじめ、**会話をしながら行える程度の軽い運動をしたとき、自分の脈拍がどのくらいになるのかを測って覚えておきましょう。**

サウナ室で脈を測るやり方をご紹介します。

1 ▸ 手首に指を当てて脈を測る

　サウナ室で手首に指を当てて、軽い運動をしたときと同じくらいの脈拍数に達したら退室します。サウナに入ると、軽いエクササイズと同じくらいの負荷が心血管系にかかる（*8）ので、同程度の負荷にとどめましょう。

軽 い 運 動 を し た と き の 脈 拍 を 把 握 し て お き ま し ょ う

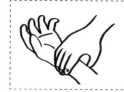

①会話しながらできるくらいの軽い運動をする
②手首に指を当てて脈を測る（姿勢をよくして腕と心臓が同じ高さになるように）
③15秒測ったらそれを4倍にする

同じくらいの脈拍になったらサウナ室を出る

2 ▸ 専用デバイスを使う

　様々なウェアラブルデバイスが販売されていますが、世界中でサウナに正式に対応しているものはありません。高温対応していないものをサウナ室で用いると故障や事故の原因になります。当然、自己責任になりますが、**使用する場合はデバイスにタオルなどを巻いて温度が上がらないようにしましょう。**

　ちなみに私はガーミンのものを使っていますが、色々気をつかうのも面倒なので、正式にサウナ室内で使えるデバイスを現在開発中です。2023年中には販売できると思いますので、ご興味のある方はチェックしてくださいね（詳しくは、株式会社100plusのホームページをご覧ください）。

3 ▸ 頭の中で歌ってみる

　脈のテンポを音楽のテンポに置き換えてみるのも便利です。例えば、『ドラえもんのうた』（こんなこといいな、できたらいいな♪）。あのテンポは1分間に100回で、医師が心肺蘇生を習うときに目安として教わるもの。だから、軽い運動をしたときの脈拍が100回の人なら、『ドラえもんのうた』を脳内再生してみて、同じ速さになっていれば出るタイミングが来たということです。

曲名（歌手）	拍数／分	歌い出し
『夏色』（ゆず）	120	駐車場のネーコは、アクビを〜しなーがら〜♪
『シーズン・イン・ザ・サン』（TUBE）	124	Stop the season in the sun♪
『Runner』（爆風スランプ）	127	雨を避ーけた、ロッカールームで〜♪
『クリスマス・イブ』（山下達郎）	117	雨は夜更け過ーぎーに〜、雪へと変わるーだーろう♪
『寒い夜だから』（TRF）	125	さーむーい〜夜だーかーら〜明日を一待ちーわーびて〜

《まとめ》　サウナ室での過ごし方

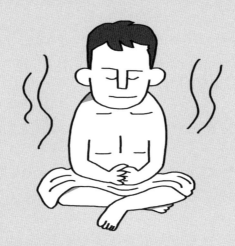

【入り方】
・80〜90℃のフィンランド式がベスト
・初心者は下段で体を慣らす
・なるべくヒーターから遠い場所に座る
・あぐらor体育座りが◎

【出るタイミング】
・心拍数が軽い運動をしたときと同じになったら
→①手首に指を当てて測る
→②専用デバイスで測る
→③歌のリズムで測る

・体感を目安にする場合は背中の真ん中が温まったら

水風呂の温度は
16〜18℃がベスト

　水風呂といっても、温度は施設によって様々です。「グルシン（シングル）」と呼ばれる1桁（9℃以下）のものや、水道水をそのまま使っているぬるめのものなど色々あります。

　サウナ初心者にとって最大の難関は水風呂かもしれません。安全かつ、とのうためにはどのような水風呂に入ればいいのでしょうか。

1 ▸ 15℃以下だと痛みを感じる

　人体にはTRPチャネルという温度センサーが備わっています。**生命が危うい温度になると「痛み」として現れて、危険を知らせてくれる**のです。最も高温のTRPV2チャネルが50℃以上、次のTRPV1が40℃以上です。タンパク質の変性が始まる42〜43℃あたりではTRPV1が活性化し痛みとして人体に警告します。低温側はTRPA1チャネルが16〜17℃付近なので15℃以下の水風呂は「痛い」と感じます。鼻に水が入ったときに痛みを感じるのもTRPA1の働きです。ちなみにその前のセンサーはTRPM8で、こちらは快適な清涼感を感じます。メンソールを嗅いだときもTRPM8が働きます。

2 ▸ 水温が低ければ低いほど深部体温が下がる

　サウナ初心者の方からすると、「冬場に水風呂に入って外気浴なんてしたら、寒くて死んでしまうのでは？」と心配かもしれません。でも、**実際は全然寒くなくて、むしろポカポカして気持ちがいいですよ。**

　というのは、水風呂に適切な時間入ることで体が魔法瓶のように熱を閉じ込めてくれるから。水風呂に入ると皮膚表面の血管が収縮して熱を閉じ込めます。さらに、中心部はサウナ室で蓄えた熱がこもっている。つまり、**体が魔法瓶状態になる**のです。実際、深部体温はサウナ室に入る前よりも水風呂に

46

入った後のほうが0.6℃高くなります（1回サウナ室に入ることで0.8℃上がり、水風呂に入ることで0.2℃下がるものの、結果的に1セットで0.6℃上がった状態になる）。しかし、水温が低すぎると、せっかくサウナ室で温まった深部体温が下がりすぎます。**熱源である深部体温を下げてはいけません。**

16〜18℃の水風呂がベスト

ととのうためには、熱いサウナ室→冷たい水風呂という振り幅の大きいステップが欠かせません。それを踏まえると**「人体が痛みを感じないギリギリの水温＝16〜18℃」**がベスト。

また、深部体温を下げないためにも温度が低すぎるのはよくありません。

= COLUMN =

水風呂が冷たすぎ、ぬるすぎの解決策

16〜18℃がベストだと言っても、行きつけのホームサウナがそうであるとは限りません。冷たすぎる場合、ぬるすぎる場合に簡単にできる解決策を紹介します。

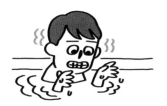

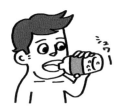

**冷たすぎる場合は
手足を出す**

手や足は体の中で温度を敏感に感じる場所であり、実際よりも2℃程度低く感じることがあります。また、手足を出す以外に、入る時間を短くすることも大切です。

**ぬるすぎる場合は
冷たい炭酸水を飲む**

冷たい炭酸水を飲むと口の中の温度センサーが刺激され、実際の温度よりも冷たく感じることができます（＊9）。また、炭酸のシュワシュワ感が交感神経を活性化したり、足先の皮膚温を低下させるという報告もあります（＊10）。

水風呂に入るときは
息を吐きながら「気持ちいい〜」と言う

　サウナ室から出たら汗をシャワーで流して水風呂に入ります。最初のうちは足先を入れるだけで辛いかもしれませんね。

　でも、大丈夫。徐々に体を慣らしていけば、入るときの辛さが和らいで、すっぽり体を沈められるようになります。

まずはぬるめの水シャワーで体を慣らす

　体が慣れていない初心者の場合は、ヒートショック（急激な温度変化によって血圧が大きく変動することで、失神や心筋梗塞、脳梗塞などを引き起こすこと）を起こす可能性を否定できません。したがって、**しばらくの間は事前にぬるめの水シャワーを浴びて体を慣らしていきましょう**。

　ちなみに、熟練サウナーの中には、汗を流すときに熱いシャワーを浴びて、水風呂との温度差を楽しむ方がいますが、ヒートショックを起こしやすいので大変危険です。また、**いきなり顔に冷水をかけるのもNG**。顔面に冷水をかけると**自律神経反射が起こり失神・転倒のリスクがあります**（詳しくはP202）。

息を止めて水風呂に入ってはダメ!

　水風呂が苦手な方の多くは、息をこらえて「うっ」となりながら体を沈めていると思います。しかし実は、この**「息を止めて身構えて入る」というのは最悪の入り方**。心臓に負担がかかりやすく、しんどく感じやすいのです。

　その理由を説明しましょう。まず、息を止める前に、事前に大きく息を吸い込んでいると思います。このとき肺はふくらみ、横隔膜は下がります。そして、その反動で腹部の血液がぐーっと押し出されます。その結果、心臓に大量の

血液が戻ってきて心臓がバクバクする＝心臓に負担がかかります。

　それにもかかわらず、相変わらず息を止め、寒さで身を縮めていると、横隔膜は下がったまま。ずっと心臓に負担がかかってしまいます。

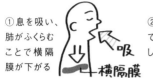
①息を吸い、肺がふくらむことで横隔膜が下がる
②その反動で血液が押し出される

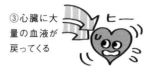
③心臓に大量の血液が戻ってくる

これが正解！　息を吐きながら「気持ちいい〜」と言って入る

1 ▸ 息を吐くとバクバク感が抑えられる

　息を吐くと横隔膜は上がります。すると、**横隔膜によって押し出される腹部の血流量が減る**ため、心臓に戻る血液も減ります。その結果、バクバク感が抑えられ、しんどい感覚も多少和らぎます。

2 ▸ 息を吐くと副交感神経が活性化する

「はぁ〜」っと息を吐くと副交感神経が**活性化**するので、リラックス効果が生まれます。それにより辛さが軽減され、冷たいという感覚も多少は和らぎます（ただし、呼吸と水風呂を比較した場合、水風呂のほうが圧倒的に体に与える影響は大きいです。そのため、水風呂につかっているときは交感神経のほうが基本的には優位になります。あくまでも「少しでもラクになるための方法」だと思ってください）。

3 ▸ ポジティブな感情は心臓血管系の反応を早める

　ポジティブな感情を抱くと心臓血管系の反応が早くなることが報告されています（*11）。サウナ室で心拍数が上がり、さらに水風呂でも心臓に負担がかかりますが、ポジティブな感情を抱けば体の反応がスピーディになり、負担が軽減します。

　ということで私のおすすめは、**息を吐きながら「気持ちいい〜」と言って入る**こと。ちょっと恥ずかしいかもしれませんが、ぜひ試してみてください。

水風呂の中ではじっと動かず
「羽衣」を作る

さぁ、なんとか水風呂に体をつけることができました。どこで、どんな風に過ごせばいいのでしょう。

陣取る場所の良し悪しと、おすすめの体勢を紹介します。

10秒程度たつと「羽衣」ができる

水風呂に入ってじっとしていると、冷たさを和らげてくれる膜のようなものが発生します。**自分の皮膚表面と水の間に、温かい温度の層が生まれるのです。**サウナーはそれを「羽衣」と呼んでいます。天女の羽衣のごとく、皮膚をやさしく包み込んでくれるイメージです。

羽衣をまとうと「冷たくてイヤだ」と感じていた水風呂が、「冷たくて気持ちがいいな」と思えるようになります。羽衣ができるのに大体10秒程度かかります。

水流が穏やかなところでじっと過ごす

羽衣は水流があると発生しません。だから、**水風呂に入ったら、なるべく水流がないところでじっと過ごしましょう。**水がドボドボ流れているところは避けるのがベター。誰かがバシャバシャ入ってきたら、そっと遠ざかりましょう。

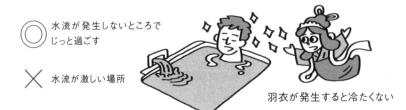

◯ 水流が発生しないところでじっと過ごす

✕ 水流が激しい場所

羽衣が発生すると冷たくない

医学的には「浮遊」がベスト

水風呂の中は、下のほうが温度が低いうえ水圧がかかるため、体育座りのような状態でつかると足が冷えやすくなります。だから本来は、**体の高低差をなくすために水平になる**、すなわち浮遊がベストです。

しかしながら、多くの施設ではマナーの観点から、水風呂に頭や顔をつけるのはNGになっています。お風呂もそうですよね。特に昨今はコロナ対策を踏まえると、顔をつけるのはよくありません。顔をつけると、どうしても唾液や鼻水などが水に浮いてしまうからです。

でも、「プールは潜るでしょ?」という意見もあると思います。実際、水風呂として潜れる冷たいプールを設置している施設もあります（東京・錦糸町の「ニューウイング」や東京・東中野の「アクア東中野」など）。

ですから、「基本的には潜らない」。**「潜って浮遊したいなら、それが認められている施設を利用する」**。これを守って、みんなが気持ちよく施設を利用できるようにしましょう。

注意!　足だけつけると「冷え性製造機」になる

水風呂に全身つけるのが怖くて下半身だけつけている人がいますが、これはおすすめできません。足が局所的に冷やされるので「冷え性製造機」のようになってしまいます。

なるべく全身を等しく冷やすために、肩までしっかりつかりましょう。顔や頭が水につかず、他人の迷惑にならないのであれば体勢は自由です。なるべく水平に近い状態を追求してみてください。

サウナーの中にはサウナの楽しみは「水風呂」だという人も多くいます。水風呂攻略が、「サウナでととのう」ための第一歩かもしれません。

苦手な方は、これまで書いてきたことに気をつけて入ってみてください。きっと別次元の気持ちよさを体感できるはずです。

水風呂は長くて1分！
喉がスースーしてきたら出る

　水風呂にいればいるほど深部体温は下がっていきます。体に負担がかかるだけではなく、P46で説明した「魔法瓶効果」が失われてしまうため、ととのいにくくなります（外気浴をするときに深部体温が高く、表面の体温が低い状態が最も頭がすっきり感じられて気持ちいいです）。

　医学的に正しい「出るタイミング」を知っておきましょう。

約1分、喉がスースーしたら出る

　出る目安は、サウナ室同様、脈を基準にするのが最も安全です。羽衣をまとうと、脈拍数と脈の強さが平常時に戻っていきます。**脈が平常時に戻ったらすぐに水風呂を出ましょう。時間にすると20秒〜1分程度**です。

　あるいは、「喉や気道がスースーしたら」という目安も使えます。水風呂に入ると血液も冷やされますが、それが全身を1周するのにかかる時間が、実は約20〜30秒。つまり「気道がスースーする＝血液が1周した」ということ。ちなみに、なぜスースーするのかというと、冷えた血液が気道に戻ってくると、気道表面と体の深部（肺）からくる空気の間に温度差が生じるからです。

　水風呂に長居して深部体温が低下すると、心臓は省エネモードに入ります。すると、**脳への血流が不足し、立ち上がったときにくらっとする**ことがあります。たまにこれを「ととのう」だと思っている人がいますが全く違います。

大原則として水風呂は無理して入るものではありません。初心者には負荷が高いのでまずは水シャワーからで〇K（P62参照）。

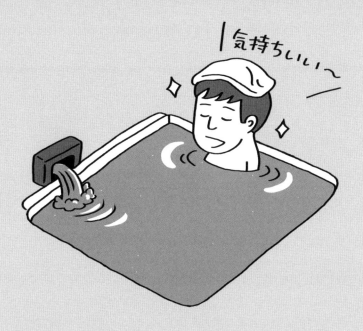

気持ちいい〜

【入り方】
・息を吐きながら「気持ちいい〜」と言って入る
・慣れるまでは事前にぬるめの水シャワーを浴びて体を慣らす
・水風呂の温度は16〜18℃が最適

> 冷たすぎる場合 →手足を出す
> 　　　　　　　　 →入る時間を短くする
> ぬるすぎる場合 →冷たい炭酸水を飲む

・体勢は浮遊がベスト
・水流がない場所で静かに過ごす

【出るタイミング】
・脈が平常時に戻ったら
・喉がスースーしてきたら

外気浴（休憩）は、横たわって
5〜10分休む

外気浴（休憩）はどのように行えばいいのでしょうか？　難しく考える必要は全くありません。ポイントは、自分が**一番「気持ちがいい」と感じるように**すること。それが最大限のととのいを生みます。

「ととのう」までの3STEP

水風呂を出た後、どうすればいいのか。大まかな流れを説明します。

1 ▸ 水滴を拭いて外気浴スペースへ移動

水風呂から出たら手早く体を拭いて、外気浴ができる場所へ移動します。**体を拭くのは、気化熱で体を冷まさないようにするためです。**乾いたタオルのほうが水気を吸収できますが、濡れたタオルでも構いません。「湿り気があるタオルで拭いたほうが湿度が保たれて気持ちがいい」という人もいるので、お好みでけっこうです。

2 ▸ ととのい椅子に座る

外気浴スペースには椅子があるので（通称：ととのい椅子）、それに腰をかけて休憩します。**ととのい椅子を使う前と使用後は、水をかけて清めるのがマナー**です。

ととのい椅子がない場合は、浴槽のへりの部分に腰をかけたり（人の迷惑になる場合はNG）、洗い場の椅子、もしくは脱衣所の扇風機前などで体を休めましょう。

3 ▸ 5〜10分休む

外気浴タイムは季節にもよりますが、5〜10分程度。**体の末端が少し冷たく感じる程度まで**です。

> 目を閉じてリラックス。
> どんどん、ととのっていきます

最大級にととのう体勢とは？

1 ▸ 横たわるのがベスト

体勢は横たわるのがベストです。水風呂を出た後の体は、皮膚表面は血管が収縮して血流が減少しているのに対して、体の中心部はサウナで蓄えた熱がまだ残っています。つまり、手先などの末端は冷たくなっている状態です。

しかし、**横になると重力の影響で、末端にも血液が流れやすくなります**。そうやって、深部の熱が抹消に分配されることで、末端がぽかぽかして、すーっと眠りに誘われるかのようにリラックスできます。

デイベッドのようなものや、ちょろちょろとお湯が流れている寝転び湯のような場所で休憩するのもよいでしょう。

2 ▸ 起立の状態は心臓に負担がかかる

ととのい椅子が空いていない、横たわるスペースがないからといって、立ったままでいるのはよくありません。**立っていると、下半身に血液が集まります**。すると、重力に逆らって血液を循環させなくてはいけないため、心臓に負担がかかります。

ここまで、さんざん心臓には頑張ってもらっています。だからせめて外気浴中は、少しでもラクな状態を用意してあげましょう。**体がラクだと感じるほど副交感神経が活性化して、ととのいやすくなります**。

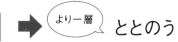

体がラク＝副交感神経がアップ　➡　より一層 ととのう

12

外気浴の真髄!
「真正ととのいタイム」は約2分

　このCHAPTERの冒頭でお伝えしたように、「ととのう」というのは、ある意味体がバグっている状態です。ですから、長時間続くわけではありません。**時間にして約2分です。**

　したがって、水風呂を出た後、いかにこの貴重な2分間を享受できるかが大切になってきます。

「副交感神経優位×アドレナリンが残っている」＝
真正ととのいタイム

　おさらいです。「ととのう」とはこういうことでしたよね。

「ととのう」とは…

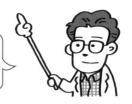

サウナ室→水風呂で交感神経が上昇したことによって分泌されたアドレナリンと、外気浴で到達した副交感神経優位の状態が両立している稀有な状態

　次のページのグラフは、サウナ室→水風呂→外気浴を行ったときの、交感神経と副交感神経の働きと、分泌されるアドレナリンの推移を表しています。

　サウナ室に入ると、一瞬「温かい」という心地よさを感じて、副交感神経が上がります。

　しかし、すぐに「熱い!」に変わって交感神経が急上昇します。

　そして、サウナ室を出るといったん元に戻るものの、水風呂に入ることで再び交感神経が急上昇します。このとき、体は過酷な環境に適応するためアドレナリンを出して興奮状態にあります。

　分泌されたアドレナリンは、時間がたつほど薄まっていきますが、**アドレナリ**

ンの血中半減期（血液に乗って流れている間に効果が弱くなってきて、半分になるまでの時間）は約2分なので（*12）、そこそこの量が、しばらく残っています。

そこそこ＝約半分の量が、しばらく＝約2分残るのです。

グラフを見るとわかるように、その2分間は、副交感神経が優位な状態にあります。

つまり、**副交感神経が優位であり、なおかつアドレナリンも体内に存在している時間＝「真正ととのいタイム」であり、それは約2分**だということです。

手足の先端が冷たくなってきたら、外気浴を終えましょう。

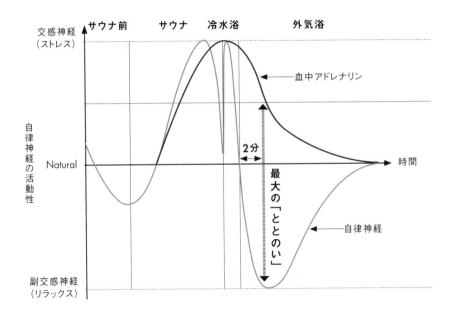

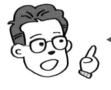

この貴重な2分を
存分に味わいましょう

13

これは「ととのい」にあらず。
危険なフラフラとは？

「フラフラしたことがあるけど、あれが、ととのうってことなのかな」。そんな疑問を持ったことはないでしょうか。「ととのう」と「病的なフラフラ」は似て非なり。実は、ととのっているわけではなく、病的なフラフラかもしれない状況を紹介します。

サウナ室でぼんやりしてきた→熱中症かも

　一番多い勘違いが、熱中症です。サウナ室の中は熱いので、当然、熱中症になる恐れもあります。
　熱中症の典型的な症状はこちら。

「ちょっとぼんやりしてきた」

　ぼんやりしてきて、意識が遠のきそう。あぁ、これが「ととのう」か。
　違いますよ！　それは**熱失神**です。血圧が下がってきたことで、意識レベルが低下しているだけ。熱中症になる寸前なので、ぼんやりしてきて意識が遠のくような感覚があったら、すぐにサウナ室を出てください。そして、水風呂にも入らず、すぐに水分補給をして休みましょう。

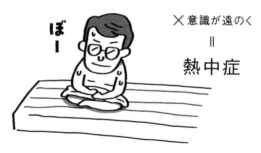

サウナ室でくらくらする→二酸化炭素中毒かも

サウナ室に入って間もなく。**まだ体が熱くなっていないのに心臓がバクバクして、くらくらしてきました。**「もしかして、もうととのっちゃった？」

NO！　それはP212で説明しますが、**二酸化炭素中毒の恐れがあります。**酸素が不足しているから、心臓が頑張って酸素を体中に巡らせようとしてバクバク動いているだけ。

水風呂を出たらフラフラした→脳の血流不足

水風呂が冷たすぎたり、長く入りすぎたりしたことで深部体温が低下すると、心臓が省エネモードに入り脳への血流が不足します。すると、立ち上がったときにフラフラすることがあります。これは"ととのい"とは似て非なるもの。気をつけましょう。

=== COLUMN ===

サウナ室の熱中症に注意！

サウナ室の中でぼんやりするレベルを通り過ぎると熱中症の危険度がさらに上がります。念のため他の主な症状と対策を覚えておきましょう。

	症状	原因	対策
小 ↑ 危険度 ↓ 大	・体がつる ・筋肉がピクピクする	ミネラル不足	・1秒でも早くサウナ室を出る ・スポーツドリンクを飲む ・塩をなめる
	・冷や汗が出る ・皮膚が冷たくなる	交感神経が暴走	・1秒でも早くサウナ室を出る ・スポーツドリンクを摂取して体を十分休める

ととのうために大切なのは
「迅速な行動」

　水風呂を出た瞬間から、ととのいタイムのカウントが始まります。だから、この貴重な時間を無駄にしないために、**少しでも早く外気浴を開始する**ことが大事。私が意識していることを紹介します。これを意識しておくかどうかで、きちんと「ととのう」ことができるのかが大きく変わってきます。ぜひ、実践してみてください。

1 ▸ 最短ルートを確認しておく

　初めて行く施設の場合は、**水風呂から外気浴スペースへの最短ルートをあらかじめ確認**しておきます。私は眼鏡をかけているので、サウナ室に入る前にざっとチェックしておき、眼鏡を外してサウナ室に入るというのが定番です。

2 ▸ そもそも動線がよい施設を選ぶ

　私が嫌いなパターンは、フロアが分かれている施設です。大都市のホテルに多いのですが、外気浴をするためにわざわざ階段を上らなくてはいけない。そうすると、移動している間に貴重な2分間がどんどん失われていくので、本当に困ります。私の理想を言うと、**水風呂と外気浴スペースまでは10歩以内に収めたい**です。

3 ▸ 遠くの外気浴スペースより、近くの脱衣所

　動線が悪く、**外気浴スペースが遠い場合は、いっそのこと脱衣所や浴場で休みます**。外気浴ならではの開放感は捨てがたいですが、それよりも2分間という「真正ととのいタイム」のほうが大切です。

《まとめ》　外気浴（休憩）での過ごし方

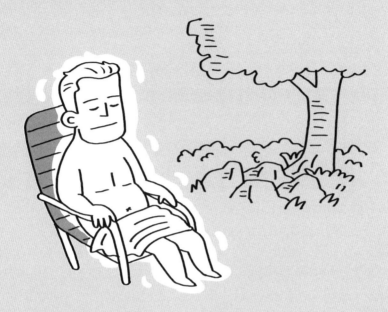

【やり方】

・水風呂から出たら手早くタオルで水気を拭く

・真正ととのいタイムは約2分。すみやかに移動する

> ・最短ルートを確認しておく
> ・そもそも動線がよい施設を選ぶ
> ・外気浴スペースが遠い場合は内気浴（脱衣所など）でもOK

・横になるorととのい椅子に座る

・起立の姿勢はNG

【終える目安】

・5〜10分程度

・手足の先端が冷たくなってきたら

どうしても、ととのいません!

世の中がサウナで盛り上がっている中、「どうしてもととのわない」と
悩む人もいます。よくあるお悩みを加藤先生がズバッと解決いたします。

お悩み

1　　　　　水風呂にどうしても入れない!

（Aさん／女性／サウナ歴1か月／28歳）

 サウナ室はなんとか入れても、水風呂には絶対に入れないんです。冷たいのが苦手なので、足を入れただけで「ムリ」ってなっちゃいます。

 おそらくそれは体全体がまだ温まっていないのでは?　頭や顔は感覚が敏感でほてりやすいので「温まった」と思いがちですが、足先や体の中心部が温まってない可能性があります。

 どうすればいいですか?

 もしお風呂があれば、最初にお風呂に1〜2分入ってください。お風呂は温まる初速が速く、足先も温まりやすいです。ただし、深部まで温めるには時間がかかるので最初の数分で十分。

 お風呂に先に入るのですね。

 その後、サウナ室に移動したら、熱を感じやすい顔や頭にタオルを巻くなどして、ゆっくりと体の中心部を温めてください。目安は、「軽い運動時の脈拍」になるまでです。

体が十分に温まったら、水風呂が気持ちよく感じるんですね!

 それでも、入れないなら、水シャワーで代用するという手もあります。

 シャワーでもいいんですか?

 大丈夫ですよ! 大前提として、初心者には水風呂は負荷が高いので、無理して入る必要はありません。水シャワーで体を慣らしてからチャレンジしましょう。ただし、水シャワーだと体が十分クールダウンされないので、しんどくなりやすいのです。だから、その場合は、外気浴を2倍にして体をしっかり休めましょう。

お悩み

2　サウナ室は灼熱地獄でムリ!

（Bさん／男性／サウナ歴2回／34歳）

 この間、先輩に連れられて初めてサウナに行ったんですけど……。
全く、ムリ! もともと暑がりだし、3分で限界。死にそうでした。しかも先輩は「まだまだこれからだよ!」と。これってハラスメントですよ。

 サウナ室の温度は施設によって様々で、中には110℃ぐらいのところもあります。なので、そもそも、温度が高すぎる施設には行かないようにするのが大事です。

 でも連れて行かれたところが熱かったらどうすれば?

 その場合は、顔が一番ほてりやすいので、顔をタオルで覆うとだいぶラクになりますよ。ちなみにタオルがびちょびちょだと水気が熱くなってきて逆に熱いので、よくしぼってから覆ってくださいね。

やってみます！

 無理に我慢してよいことは何もないので、それでもしんどく感じたら、すぐ出て、水風呂に入ってください。徐々に体を慣らしていくといいですよ。

3　外気浴中に寒くなる！

（Cさん／男性／サウナ歴2カ月／42歳）

 私の悩みは、「外気浴」の最中にすぐ寒くなることなんです。

 これから「ととのう」というときに、残念ですね。

 はい、みんなが「ととのったー」と至福の表情なのに、自分は寒くて、ととのうどころではないのが悲しくて。どうすればいいですか？

 もし、外気浴が寒いなら「内気浴」でもいいんですよ。脱衣所の椅子に座って扇風機の風を受けたり、お風呂のヘリに腰掛けたり、快適な場所を探してください。

 でも、なんとなく、「外気浴」のほうが、気持ちがよさそうですね……。

 もし、外のほうが気持ちよいと思うなら、足元を温めるとよいですよ。例えば、足桶を貸してくれる施設もあるので「足湯」をしながら外気浴をしてはどうですか？

 露天風呂に足だけつけてもよいかもしれませんね。

 はい。お湯が少量張られている寝ころび湯のような場所があれば、そこに横になって体を休めるのもよいですね！

こうすると、
もっと「ととのう」
上級者篇

「サウナ愛好家」と「初心者」は
何が違うのか

　前章では、初心者の方に役立つ基本的なサウナの入り方を紹介しました。それに対してこの章では、すでに**サウナ歴が長い方に向けて、「もっと、ととのう方法」**を紹介していきます。

サウナ愛好家と初心者では体の反応が違う

　そもそも、「サウナ愛好家」と「サウナ初心者」は、何がどう違うのでしょうか。両者を分ける指標は何なのでしょう。

　色々な視点がありますが、ここで用いる指標は**「正しい知識があり、サウナに体が慣れているか」**です。

　正しい知識があるというのは、そのときの体調や施設の環境に応じて入り方を調整できるかということ。具体的には、サウナ室でのポジショニングや、サウナ室や水風呂に入る時間を通して、体を熱する・冷ますを、適切にマッチングできるかどうか。

　体が慣れているか、というのは、自律神経の反応の仕方のことです。**体が慣れているか、いないかによって「自律神経の反応」が変わります。**実はこれがとても大事。それを調べた実験を紹介します。

サウナ愛好家	初心者
・サウナ歴が長い ・通う頻度が多い ・入り方を調整できる（ポジション選び、入る時間、体を熱する・冷ますのマッチングなど）	・一度も行ったことがない ・昔、何度か入ったきり ・最近通い始めて、まだ数回しか入っていない
知識がある&体が慣れている	**知識が乏しい&体が慣れていない**

サウナ愛好家は、「自律神経の反応」が安定している

　同じ職場の3名に協力してもらい、自律神経の状態を調べました。

　A（サウナにほとんど入らない）、B（たまに入る）、C（毎日入る）。3人とも30代後半、男性。計測したコンディションも一緒です。

　Aさんはサウナに入らないのでサウナ前の自律神経のパワーが低いですが（縦軸）、BさんとCさんは結構高いです。Aさんは1、2、3、4とリラックスして、かつ自律神経のパワーも上がっていますが、Bさんは4セット目で下がってしまっています。これはのぼせにあたる状態で入りすぎ。AさんBさんは、サウナ前後でばらつきがありますが、**サウナに頻繁に入るCさんは最初から最後まで安定しているのがわかります。**

　Bさんのように機能が下がりすぎると、フラフラになって倒れる恐れがあるので危険です。その後も、色々な人でデータを取ったところ、**初心者は4セット以上繰り返すと限界を超えやすいことがわかりました。**したがって、初心者にとっての安心ラインは最大3セットだと言えるでしょう。

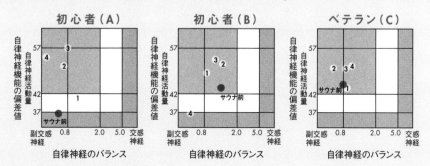

疲労科学研究所VM302（自律神経を測る装置）を用いた検討。縦軸がパワー（自律神経の活動量）、横軸がバランス（左が副交感神経、右が交感神経）。数字（＝セット数）は、休憩中にととのったと感じられる時点での自律神経の状態を計測したもの。

愛好家ほど、ととのいにくくなる？

　上記の結果を踏まえると、愛好家の自律神経は、多少のことでは動じない「ベテランの技術者」のようです。だから、トラブル（負荷）が生じてもテン

パることなく対処できる。タスクが増えてもなんとかしてくれる。

しかし、これは逆に言うと「緊急事態でも動じないがために、交感神経と副交感神経の振り幅が小さくなる＝ととのいにくい」とも言えます。

実は、**体が慣れている愛好家ほど、ととのいにくくなっていくのです。**

常に「ととのう」を最大化するポイント

「今日は、あまりととのわなかった」「今日は、ものすごくととのった」。

サウナ歴が長い人ならみなさん経験したことがあるでしょう。

この違いは何なのでしょうか。**どうすれば、いつも最大限ととのうことができ**るのでしょうか。

その日の体調や施設の設備、周りのサウナーたちの振る舞いなど、ととのい度は、様々なことに影響されます。しかし、**「ととのい度」を根本的に決める**のは、**「交感神経と副交感神経のギャップ」**です。

サウナ室→水風呂→外気浴で、交感神経と副交感神経を揺さぶり、ギャップを生じさせる。それが大きいほど、ととのう度合いも増します。

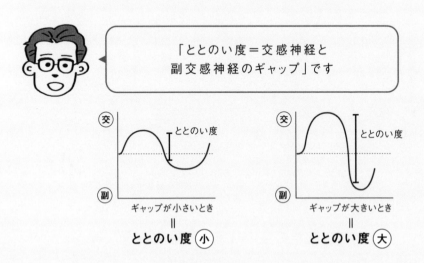

「ととのい度＝交感神経と
副交感神経のギャップ」です

ととのい度

交
副
ギャップが小さいとき
＝
ととのい度 小

ととのい度

交
副
ギャップが大きいとき
＝
ととのい度 大

ギャップが大きいほど、ととのいが増す。

そう言われたら、きっとこう思いますよね。

「いつものサウナじゃ物足りなくなっているから、ととのわないんだ。もっと刺激を与えないとダメだ」「交感神経と副交感神経を限界まで上げてやる！」

　こうして、ととのい迷子になったサウナーたちは、刺激を追い求めるようになっていきます。灼熱のサウナ室に長時間居座ったり、凍てつくような水風呂にチャレンジしてみたり。

　気持ちはわかります。でも、**こうやって、どんどん刺激を求めていくと、サウナ依存症になるのでおすすめできません**（詳しくはP218）。

サウナ愛好家が、ととのうためのポイント

　じゃぁ、どうすればいいんだ。これから一生自分はととのえないのか。そんな声が聞こえてきますが、どうぞ安心してください。この章で紹介することを試していただければ、まだまだととのえます。もっともっとととのえます。
　サウナ愛好家が、ととのうためのポイントは以下の通りです。

①前提として、しんどいと感じるのはNG
②自律神経は急上昇を狙うのではなく（そもそも、体が慣れてしまっているので急上昇はしづらい）**時間をかけて、じわじわ上げていく**
③新しい方法を試す（過激である必要はない）
④外的要因に惑わされず、己に集中する

　①は大前提。②は、ビギナーではなく、サウナの環境に体が慣れている愛好家だからこその対処法です。
　③は、最近の研究で判明したTipsです。体のメカニズムを利用すれば、「ベテランの技術者」と化した自律神経も、新人のように大きなリアクションをとってくれます。
　④は、周囲の環境などによる雑念にとらわれないようにする方法。
　この章では、この**4つの視点で、熟練サウナーでもかつてないととのいが訪れる方法を紹介していきます。**

01

「ストレスが溜まってるとき」は、ととのいチャンス!

　入るタイミングによっても、得られる「ととのい」は変わってきます。人体の構造上、最もととのいやすいタイミングはどんなときなのでしょうか?

　それを解くカギは、ホルモンにあります。

サウナに入ると様々なホルモンが出る

　サウナに入ると様々なホルモンが分泌されます。灼熱のサウナ、極寒の水風呂はまぎれもなく人体のピンチです。それを乗り切るためにはふだん使っている機能を切り捨てて取捨選択し、パフォーマンスを上げる必要があるからです。そこで登場するのがホルモンです。

サウナで分泌される主なホルモン

- ・ストレスホルモン(コルチゾール)
- ・性ホルモン(オキシトシン・プロラクチン)
- ・快楽ホルモン(エンドルフィン)
- ・代謝ホルモン(甲状腺ホルモン)

※オキシトシンとプロラクチンは性ホルモンと快楽ホルモンの中間くらい

　負荷を乗り切るために、交感神経に伴って出てくる**「ストレスホルモン」**。SEXしている場合じゃない&妊娠している場合じゃないから出てくる**「性ホルモン」**。辛いと感じていると耐えられないから、脳内麻薬のように出てくる**「快楽ホルモン」**。そして、緊急事態に食事なんかしていられないから出てくる**「代謝ホルモン」**です。

　この項では「ストレスホルモン」について取り上げます。それが、極上のととのいを得ることと関係があるからです。

ストレスホルモンが大量に出ているときは、ととのいやすい

心身にストレスを感じると、人体はストレスホルモンを分泌します。それによって、血圧の上昇や発汗などを促し、体をそのストレス環境に適応させて、ピンチを乗り切ろうとします。

これはサウナに限った話ではなく、日常生活でも同じです。ふだんの生活でもストレスを感じると、血管がぶちキレそうになったり、べっとり汗をかいたりしますよね。つまり、日常生活でもストレスを感じているときは、ストレスホルモンが出ているということ。サウナによって生じるストレス反応と同じことが起きているのです。

したがって、日常生活でストレスが溜まっているときにサウナに入ると「日常生活のストレス」に「過酷な環境であるサウナのストレス」が上乗せされることになるので、**外気浴でストレスから解放されたときに、ギャップが大きくなり**ます。それが、極上のととのいにつながります。

実際、論文（*13）でもそれが証明されています。サウナ前のストレス値が大きければ大きいほど、サウナ後のストレスは減る。**つまり、ストレスを感じていればいるほど、ととのう実感が得やすい**ということです。

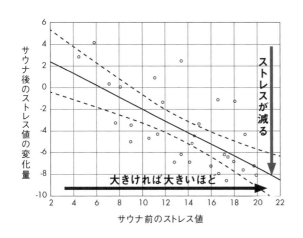

サウナ後のストレス値の変化量／サウナ前のストレス値

ストレスが減る

大きければ大きいほど

こんなときは
「ととのい」チャンス！

☐疲れたなぁ
☐今日は頑張ったなぁ
☐イライラしたなぁ

ただし、すでに限界を超えているとき（フラフラで倒れそう、寝不足など）は、サウナに行くのは控えましょう。サウナの環境に体が耐えられず倒れてしまう恐れがあります。

1セット目はサウナ室の「下段」
に座るといい

「できるだけたくさんととのいたい」。これはサウナーみんなの願いです。仮に3セット入るなら、3セットともととのいたいですよね。

　とはいえ、1セット目から全力で臨むのはおすすめしません。**1セット目で負荷をかけすぎると、結果的にととのいにくくなる**からです。詳しく説明しましょう。

1セット目は心拍数が急上昇しやすい

　下のグラフは、同じ条件で3セット入ったときの心拍数の様子です。心拍数の上限は130で入っています。

　どうでしょう。何か気づくことはありますか？

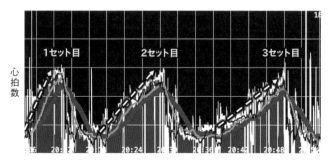

　そうです。**1セット目は心拍数の上昇が急**ですよね。セットを重ねるごとに上昇の仕方が緩やかになっていき、3つの山がそれぞれ異なった形になっているのがわかると思います。これはすなわち、1セット目、2セット目、3セット目でそれぞれ体の状態が異なるということ。つまり、各セットを通して等しくととのうことはできないということです。

　なぜ、1セット目は心拍数の上昇が急で、それ以降は緩やかになっているのでしょうか。

その理由は、1セット目は、今日初めてのサウナだから。

どんなにサウナに通い慣れた人でも、**1セット目はそれ以降のセットに比べて、最も体が反応しやすいタイミング**です。そのため、全セット同じノリで入ってしまうと、1セット目で思った以上に体に負荷がかかって、心拍数が急上昇していることがあるのです。

また、そうやって、**1セット目で負荷をかけすぎると体が疲労してしまう**ため、それ以降のペースが乱れ、2セット目、3セット目で自律神経が逆に下がってきてしまいます。その結果、ととのいにくくなってしまいます。

最初からとばしすぎない！

最初から体に負荷をかけすぎず、安定して全セットととのうためのポイントがあります。

それは「**サウナ室で座る場所を調整する**」こと。

具体的には1セット目は下段、2セット目は中段、3セット目は上段に座るとよいでしょう（2段までしかない場合は、P38の温度状況を参照して、セットを重ねるごとにより熱い場所になるようにしてください）。

要は、**最初からとばしすぎずに、少しずつ負荷をかさ増ししていく**ということです。

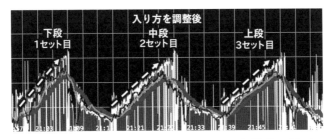

上のグラフは、そうやって入り方を調整したときの心拍数の様子です。3セットとも山が安定していますよね。安定して体を温め、状態を等しくすることで、全セットととのいやすくなります。ただし、**外気浴が短すぎると体の負荷がリセットされず、次のセットで心拍数が急上昇しやすくなるので注意**。しっかり休憩をはさみながら、全セットととのっていきましょう！

サウナ室に入ったとき「気持ちがいい」と感じると、ととのいが増す

　サウナ室で自らを限界まで追い込むことが、ととのいを最大化すると思っているかもしれませんが、そうではありません。**一番大切なのは、できるだけしんどい思いをせずに、体をしっかり温めることです。**

サウナ室の序盤では、副交感神経優位にすることが大事

　サウナ室に入ったときの自律神経の変化を見てみましょう。これは冬場を想定しているのですが、入った瞬間は、それまで寒かったのが温かくなって気持ちがいいので、副交感神経が優位になります。しかし、しばらく入っていると、「熱い！」となって交感神経が優位になります。

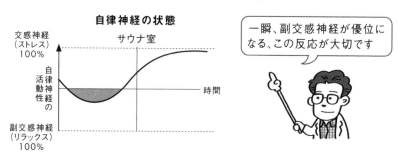

自律神経の状態

交感神経（ストレス）100%

自律神経の活動性

サウナ室

時間

副交感神経（リラックス）100%

一瞬、副交感神経が優位になる、この反応が大切です

　実はこの、「少しの間、副交感神経が上がる」ことは非常に大切なポイントです。なぜなら、**事前にリラックスしておくことで、後ほど交感神経優位になったときに、エンドルフィンが出るからです。**

　エンドルフィンは鎮痛効果や幸福感を得られる、脳内麻薬とも呼ばれるもの。これが出ることで、サウナを最後まで気持ちよく楽しめるのです。

　そこで、サウナ室に入ったとき「気持ちがいい」と感じられるように、私が季節に応じて実践していることを紹介します。「前処理」と呼んでいます。

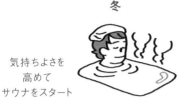

冬

気持ちよさを
高めて
サウナをスタート

全身浴2分

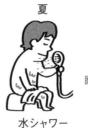

夏

サウナに入った
瞬間の「熱い!」を
和らげる

水シャワー

過剰なストレスをかけずに交感神経を活性化する

「サウナ室では交感神経を上げに上げることが大事なのでは?」と考える人も
いるでしょう。たしかに、**サウナ室→水風呂→外気浴で変化する交感神経と**
副交感神経のギャップが大きいほど、ととのう度合いも大きくなります。

　しかし、サウナ室で一番大事なのは、いかにしんどい思いをせずに体を温
められるか、ということです。過剰なストレスをかけずに交感神経を働かせて、
ちゃんと体の中心部まで温めることが大事。

　その点、**最初に副交感神経を上げて、エンドルフィンが出るようにしておけ**
ば、いよいよ辛くなってきたときにしんどさが和らぎます。交感神経が優位に
なっても踏ん張りが利くので、長い目で見ると交感神経を活性化しやすくなる
のです。

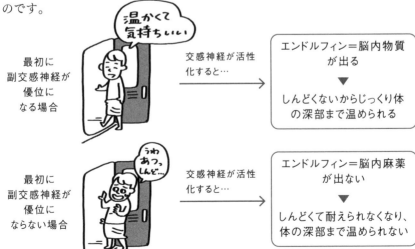

最初に
副交感神経が
優位に
なる場合

温かくて
気持ちいい

交感神経が活性
化すると…

エンドルフィン=脳内物質
が出る
▼
しんどくないからじっくり体
の深部まで温められる

最初に
副交感神経が
優位に
ならない場合

うわ
あつっ
しんど…

交感神経が活性
化すると…

エンドルフィン=脳内麻薬
が出ない
▼
しんどくて耐えられなくなり、
体の深部まで温められない

サウナ室では「吸う」呼吸を意識!

　ととのうためには、まずはサウナ室で交感神経をしっかり活性化することが大事。しかし、自律神経は自動運転システムなので「交感神経よ、上がれ!」と念じても、その通りにはいきません。ところが、実は間接的にコントロールすることはできるのです。**それは「呼吸」です。**

人体がピンチのとき、心拍数は上がる

　心臓のようにいちいち意識しなくても勝手に動いているものは、自律神経がコントロールしてくれています。例えば、目の前に外敵が現れたら、呼吸は荒くなり、心臓がドキドキしてきますよね。これは、交感神経が活発になったことで起こる変化です。**人体が危機的状況に陥ったとき「闘争か逃走」をするために心拍数が上がります。**酸素や血液を迅速に巡らせて、身体能力を高めることでピンチを乗り切ろうとするのです。

〔交感神経〕		〔副交感神経〕
アクティブ	体	リラックス
収縮させる	血管	弛緩させる
アグレッシブ	気分	穏やか
上昇させる	血圧	下降させる
瞳孔を拡大させ、唾液を減らす	目・口	瞳孔を縮小させ、唾液を増やす
心拍数を増やす	心臓	心拍数を抑える
緊張させる	筋肉	弛緩させる
蠕動運動を抑制する	胃腸	蠕動運動を促す
促す	発汗	抑える

「呼吸」で自律神経をコントロールする

交感神経が高まると心拍数は上がります。そして呼吸は「ハッハッハ」と浅くて速い、過呼吸のように「吸う」がメインになります。これは逆もまたしかりで、浅くて速い「吸う」呼吸をすると、心拍数は上がり、交感神経も高まります。つまり、交感神経そのものを直接コントロールすることはできないけれど、**呼吸の仕方によって、自律神経を間接的にコントロール**することは可能なのです。

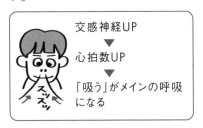

交感神経UP
▼
心拍数UP
▼
「吸う」がメインの呼吸になる

=

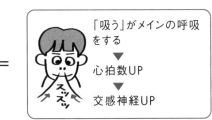

「吸う」がメインの呼吸をする
▼
心拍数UP
▼
交感神経UP

サウナ室では「息を吸うこと」を意識

サウナ室では交感神経を優位にすることが大切です。したがって、サウナ室でととのう準備をしっかりしたい場合は、**息を「吸う」ことに集中**しましょう。ゆっくり時間をかけて体内に入ってきた空気を意識する感じです。ただし、100℃を超えるような非常に熱いサウナ室で急速に大きく息を吸い込むと気道熱傷のリスクがあるので、**ゆっくりと細く長く、**を意識しましょう。そうすれば、交感神経がより活性化します。

=== COLUMN ===

体の負担を減らしたいときは「吐く」を意識

「そんなにととのわなくていいから、なるべく体の負担を減らしたい」という人は、サウナ室では「息を吐くこと」に集中してみてください。

息を吐くと副交感神経が優位になるスイッチが入るので、過剰なストレスがかかりません。

水風呂の後半は
息を「吐く」ことに集中

　呼吸で自律神経をコントロールするTipsは、水風呂でも使えます。それは、**水風呂の後半は「吐く」に集中**するということ。水風呂にラクに入るためにも息を吐くことは有効でしたが、実は、ととのいを増すためにも役に立つのです。とても簡単なので、ぜひトライしてみてください。

水風呂に入ると交感神経が爆上がりする

　水風呂に入ったときは、交感神経が優位になります。サウナ室で活性化した交感神経が、さらに活性化するので、体はアクセル全開。言い換えると、**水風呂に入っているときが、体に最も負荷がかかります。**

　下のグラフは、サウナ室→水風呂の自律神経の状態を計測したものです。便宜的に上限値をそろえていますが、実はサウナ室よりも水風呂のほうが絶対値は高いです。要するに、**体に対する負担は、水風呂のほうがはるかに高くて、もっと上のほうまで交感神経が活性化する**ということです。

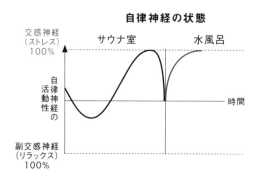

自律神経の状態

交感神経
（ストレス）
100%

自律神経の活動性

サウナ室　　水風呂

時間

副交感神経
（リラックス）
100%

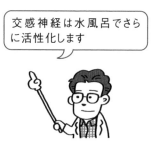

交感神経は水風呂でさらに活性化します

水風呂の終盤になると副交感神経が優位になる

水風呂に入ってしばらくすると、冷たくてびっくりしていた体も少しずつ慣れてきます。すると、まだ水風呂につかっているにもかかわらず、終盤は副交感神経が優位になりかけます。羽衣に包まれて、心拍が落ち着いていくにつれて、思いっきり優位だった交感神経が落ち着いてくる。片や、副交感神経は優位になろうとし始める。そんな感じです。

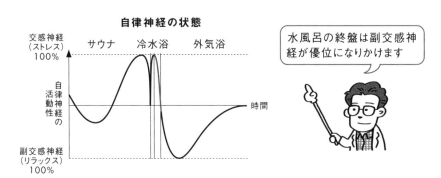

自律神経の状態

水風呂の終盤は副交感神経が優位になりかけます

息を「吐く」と副交感神経が上がる

さぁ、ここで呼吸のテクニックの出番です。水風呂の終盤、優位になろうとしている副交感神経の後押しをしましょう。**息を吐くと副交感神経は上がるので、大きく息を吐くことに集中してください。**

これによって、外気浴での副交感神経アップに弾みをつけられます。

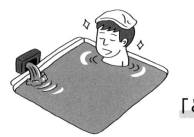

〔水風呂の終盤〕

息を吐く
▼
副交感神経がup
▼

「ととのう」に弾みがつく

結局、混んでいない
行きつけのサウナが一番

環境が自律神経に与える影響は大きいです。どんなに設備が整っていても、混んでいたり、隣の人がハアハアうるさかったりするとイライラしますよね。**結局、どんなサウナが一番ととのいやすいのか**整理していきましょう。

「最高にととのう理想のサウナ」とは?

私が考える、最高にととのうサウナはこんな感じです。

□ 混んでいない

□ 外気浴できる場所がある(十分な数のととのい椅子がある)

□ サウナ、水風呂、外気浴の動線はすべて10歩以内にある

□ サウナ室の収容人数と水風呂、外気浴の収容人数が合っている

□ 水風呂の水の循環は人がいるときは自動センサーでオフになる
　(羽衣が取れない)

□ 水風呂に手すりがある

□ 水飲み場は浴室内のサウナ室近くにある

□ タオルは使い放題

□ 壁全体にドローンで撮影した世界の
　絶景を映し出し、現地の音や風、
　できれば匂いなども再現されて
　いたら……、最高!

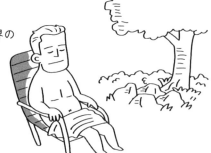

サウナに求める条件を整理する

理想は山ほど挙げられますが、残念ながら万人が満足する完璧なサウナはありません。

サウナには大きく分けて「ご褒美サウナ」と「インフラサウナ」があると思います。前者は高級で特別なタイミングで行くサウナ、後者は日常で通うサウナ。前者はわざわざ休みを取ったり高い金額を払って行くものなので、色々試してみてお気に入りの施設を探すのも楽しいです。

しかし、サウナは日常であり、定期的に通うことが健康効果のためにも大事。だから**「インフラサウナ」に関しては完璧を求めず、自分の中で譲れる点を見つけ、あまりこだわりすぎないことが大切です**。自分にとって大切なことは何なのか？ 条件を洗い出して、優先順位をつけてみましょう。

以下は、私がインフラサウナの中でもメインで行く「ホームサウナ」を選ぶにあたって気にしている項目です。これを見ながら（他にも大切にしたい条件があれば書き出してください）、「場所は妥協できるけど、値段は譲れない」など、自分の中で優先順位をつけていきましょう。

「そこそこよい」なら合格点です。私は、研究も兼ねて全国の色々なサウナに足繁く通っていますが、結局「混んでいない行きつけのサウナが一番」だと感じています。ひとつだけわがままを言うなら、サウナに対する細かい愛情が感じられる施設が好きですね。

☐ 場所（通いやすいか）
☐ 値段（頻繁に行ける程度か）
☐ 客層のサテラシー（サウナ＋リテラシー）
☐ 混み具合
☐ サウナの種類（私はフィンランド式が好み）
☐ 水風呂（広さ、温度、手すりの有無）
☐ 外気浴スペースの有無
☐ ととのい椅子の数と種類
☐ 動線

「インフラサウナ」のハードウェアには
完璧を求めず、本書の知識を生かして
自分が最も気持ちよい入り方を
追求するのも楽しさです！
ソフトウェアで勝負しましょう！

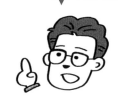

安全&快適に楽しむ
「ロウリュ」のお作法

　ロウリュとは、フィンランド語で蒸気のこと。フィンランド式サウナで、サウナストーンに水をかけて蒸気を発生させて湿度と体感温度を上げることを目的にしています。日本では、機械が自動的に行ってくれる「オートロウリュ」の施設が多かったのですが、サウナブームとサウナ文化の成熟に合わせて近年、自分でロウリュを行うことができる「セルフロウリュ」の施設も増えてきました。

ルールを知ってロウリュを行おう

　とはいえ、これまでロウリュを自分でしたことがないという人も多いと思うので、戸惑うことも多いと思います。また**本国フィンランドと日本の「ロウリュ」も、細かくルールが異なっている**ので、ここでは日本の「セルフロウリュ」の基本のルールをまとめておきたいと思います。ロウリュは社会的な側面もあるため、お互いに思いやりを持って、快適にロウリュしましょう。

オートロウリュ

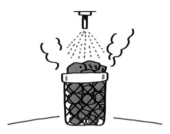

・機械が水をサウナストーンに放出
・30分おきなど一定の間隔で行われることが多い
・水の量や頻度が決まっているため、湿度をコントロールしやすい

セルフロウリュ

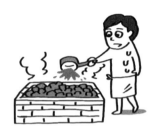

・桶からひしゃくで水を取り、サウナストーンの上に自分で水をかける
・利用者が好きなタイミングで行う
・かける量やスピードによって蒸気の出方と湿度、温度が変わる

施設のルールをまずは確認

　まず大原則として「セルフロウリュ可能」と明記してある施設でのみ行ってください。ロウリュに対応していないサウナストーブもあり、水をかけると、漏電して故障したり、時には火災につながったりする恐れもあるため、要注意です。

　また、「一度ロウリュしたら、その後、一定時間ロウリュしないように」という施設もあります。砂時計が設置されていて、ロウリュしたら砂時計をひっくり返し、砂が全部落ち切ったら次のロウリュをしてもよい、というようなローカルルールがあるところも。**施設のルールをまずは確認しましょう。**

COLUMN

ロウリュの基本のお作法　5か条

1 **サウナ室に入っていきなりロウリュしない**
ロウリュ可能な施設か確認（非対応施設では絶対に水をかけない）。

2 **「ロウリュしてもいいですか?」と一声かける**
無言でロウリュするのはマナー違反です。

3 **ロウリュする前にサウナ室の人々の状況を確認する**
一声かけたとしても、「ロウリュしてもいいか?」と聞かれて嫌だとなかなか答えづらいもの。めちゃくちゃ熱そうにしている人がいたら、控えましょう。

4 **ロウリュする量や回数にも気をつける**
ロウリュのひしゃくの大きさにもよりますが、かけすぎは禁物。最上段の、最も温度の高い人が大変です。また乱暴にかけると熱くなった水が飛び散ったり、自身も蒸気で火傷したりするリスクがあります。サウナストーブの故障につながることも。様子を見ながら、少量ずつ、ゆっくりロウリュしましょう。

5 **ロウリュのかけ逃げはダメ**
本場フィンランドではロウリュした直後にサウナ室を出るのは思いやりとされていますが、日本では行わないほうが無難。ロウリュして自身がゆっくりと味わってから出るようにしましょう。

*施設によっては、ロウリュの水にアロマ水が使われていることもあります。アロマ水の注意については、P90を参照してください。

熱波&熱気でさらにととのう
「アウフグース」

　サウナ室の中でタオルを振り回して熱い風を送る行為のことを「ロウリュ」だと思っていた人もいるかもしれません。しかしそれは、**ロウリュではなく「アウフグース」**です。アウフグースも、ととのうには最適。アウフグースの技を競い合う世界大会で日本人が入賞するなど、大いに盛り上がりを見せています。

「アウフグース」はドイツの風習

　アウフグースというのは、ロウリュを行った後に立ち上った蒸気をタオルなどであおぎ、熱波をお客さんに送る行為のこと。ただでさえ熱いサウナ室の中で、熱波が渦を巻くように体を襲ってくるので「わぁ、たまらん！」となります。
　ドイツで生まれた風習であり、ドイツでは**ドイツサウナ協会による認定制度があるほど、知識と経験が求められる行為**です。アウフグースを行う人のことを日本では「熱波師」もしくは「アウフギーサー」と言います。両者は厳密に言えば異なりますが、本書では区別せずに扱います。

アウフグースは大きく3つのスタイルに分かれる

　アウフグースにはいくつかのスタイルがあります。大きく分けると3つ。**1つ目はエンターテインメント型**です。パフォーマンスやお客さんとの掛け合いを楽しんで、一体感を味わうスタイルです。**2つ目は、リラックス型**。静かにゆっくり心地よい風を送るスタイルです。**3つ目は、混合型**です。
　どれがよくて、どれがダメということではありません。自分の好みとそのときの体調でセレクトするといいでしょう。

熱波師の技術はピンキリ

　ドイツサウナ協会の認定制度を日本でも取得している熱波師はいますが、義務付けられてはいません。そのため、**危険なアウフグースが行われている施設もあります**。とにかく熱ければいいということでサウナストーンに一気に大量の水をかけたり、落ち葉を飛ばすブロワー（送風機）で熱波を送ったりする乱暴なところもあるので気をつけましょう。

　私が考える「上手い熱波師」というのは、香りやパフォーマンスを用いて均一に熱を届け、快適性とエンタメ性を保ちつつも、きっちり体を温められる人です。**客を楽しませつつも、きちんと体を快適に温めてくれる人**ですね。
　一方、「一般的な熱波師」は3回ほどロウリュを行い、タオルを振るのがお決まりのパターンです。序盤に刺激の強い香りを用いたり、強くタオルを振ったり、開始前の換気が不十分であることもよくあるようです。そうすると、客が受ける影響というのは実は大きく変わってきます。
　下の図は、「上手い熱波師」と「一般的な熱波師」がアウフグースを行ったときの心拍数の様子です。
　左は、心拍数の上がり方が一定で、体に余計な負担がかかっていないことがわかります。それに対して右は、上がり方がジグザグしており、快適に体が温められていないことが見て取れます。

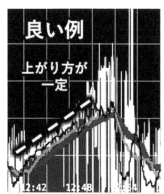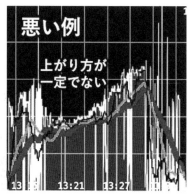

安全に楽しむポイント

1 ▶ 換気のよい施設を選ぶ

　アウフグース中は出入りが禁止されるので換気状況が悪いうえ、非常に密になります。とある施設で、アウフグース中の二酸化炭素濃度を調べてみたところ、一時的に6000ppmになっていることもありました。**これは意識障害が出てもおかしくないレベルです。**

　とはいえ、客側が換気の良し悪しを判断するのは非常に困難です。したがって、これは施設に対するお願いになりますが、アウフグースを行うのであれば、二酸化炭素濃度をモニタリングして換気をしっかり行い、場合によっては人数を適切にコントロールするようにしていただきたいと思います。

2 ▶ 合わないと思ったら我慢せずに出る

　アウフグースは人気が高いため、サウナ室の中に入って場所取りをしている人もいます。しかし、**長時間サウナ室にいるのは危険なのでやめましょう。**これも本来は施設側が、予約制にしたり、順番待ち用の待機スペースを作ったり、何かしらの工夫が必要だと思います。

　また、いざアウフグースが始まったときに、自分にはちょっと合わないなと思ったら、無理せず出ましょう。

☐演目と演目の合間に出る
☐「ありがとう」と一声かけて出る（角が立たない）
☐あらかじめ出やすい席に座っておく

辛いときは無理せず出ましょう

3 ▶ 私が好きな熱波師

「先生のおすすめの熱波師は誰ですか？」と、よく聞かれるので右に紹介させていただきます。この他、「Aufguss Professional Team（https://aufgussprofessionalteam.com/member）」のメンバーも好きです。

Dr. 加藤おすすめの熱波師

五塔熱子さん	鳥取県琴浦町の「Nature Sauna」に所属。鳥取県の「CEA(Chief Executive Aufgusser)」を務める。国際アウフグース大会3位
永井テツヤさん	日本全国のサウナで年間500本のアウフグース。オリジナルソングで盛り上げる
はむちょさん	看護師をやめて出雲市地域おこし協力隊として移住。オリジナルで抽出した香りを使ったアウフグースが特徴。ACJ(Aufguss Championship Japan)2023で個人2位
戸倉幹雄さん	「時津風」というサウナで地元のよさを語りながら扇いでくれる独自のスタイル。15分に1回という超高頻度のアウフグースが特徴

五塔(ねっこ)熱子さん

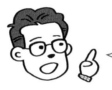

施設のイベントに呼ばれる形で、アウフグースを行っていることが多いです。SNSで検索してみて

=== COLUMN ===

アウフギーサー・五塔熱子さんに注目!

まだ日本では始まったばかりの「アウフグース」という文化。アウフギーサーはまだまだ男性が優位という状況の中、女性アウフギーサーとして国際大会にも積極的に参加し、道を開いている女性アウフギーサーのパイオニア。2022年、オランダで行われたアウフグースの世界大会にアジア勢として初出場。フリースタイルの個人部門で3位に。日本にサウナ文化やアウフグースを広めたいという夢を抱いて「ととのうとっとり」サイトを開設してサウナ振興を進めている鳥取県にてChief Executive Aufgusserも務め、サウナ×地方活性化の面でも意欲的に活動しておられます!

植物の束をパサパサ。
ヤミツキになる「ウィスキング」とは?

「ウィスキング」とは何でしょうか? 「**植物の束をパサパサするやつ**」と答えた方、正解です。でも、実際に体験したことがある人はまだまだ少ないかもしれません。どんな感じなのか、そしてどのような効果があるのか。意外と奥深いウィスキングの世界をのぞいていきましょう。

ウィスキングはサウナ室の中で行うマッサージの一種

『マンガ サ道』の作者であるタナカカツキ先生のエッセイでは、ウィスキングを下記のように説明しています。

「ウィスキングとは、**ヴィヒタと呼ばれるシラカバなどの植物の束を使って、体を叩いたり、押し当てたり、なでたりする、マッサージやリラクゼーションの施術。専門の施術師が行なう**」(『サ道 ととのいの果てに』／PARCO出版)

　要は、サウナ室内で行うマッサージの一種だということです。葉っぱで体をパサパサすることで、リラックス効果が得られます。白樺のフレッシュな香りがするので、それも心地よいです。

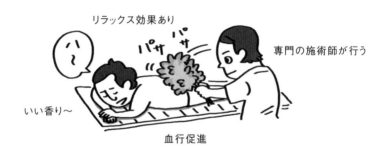

リラックス効果あり

パサパサ

専門の施術師が行う

いい香り～

血行促進

ウィスキングには「儀式的」「身体的」の2派がある

　日本に入ってきているウィスキングは大きく分けて2つあります。1つは儀式的な意味合いが強いもので**ウィスキングの発祥といわれるリトアニア式**のもの。葉っぱをやさしくパサパサして、心地よさを高めるイメージです。

　もう1つはロシア式。こちらは比較的フィジカルを重視しており、葉っぱをうまく使いながらマッサージを行うイメージです。根畑陽一さんという方が講習会を開くなどして、普及に努めておられます。

ウィスキングはどこで体験できる?

　ウィスキングOKの施設であれば自分でやることもありますが、基本的には専門の施術師に施してもらいます。 今はちょうど、講習会や資格認定が進んでいるところです。だから、現時点ではまだ体験できる施設は多くはないのですが、続々、誕生中です。SNSなどで最新情報をチェックして体験できる施設に行き、ぜひ試してみてください!

ウィスキングを体験できる施設

カプセルホテル&サウナ ジートピア(男性専用) https://www.funabashi-sauna.com/	千葉県船橋市にある、日本初のウィスキング常設施設。高温サウナと低温サウナがあり、ウィスキングは低温サウナで体験できる。
かるまる池袋(男性専用) https://karumaru.jp/ikebukuro/	薪サウナで重厚な蒸気に包まれてのウィスキング。叩く、揉む、ほぐす、押すなどの刺激も。平日限定。
サウナラボ https://saunalab.jp/	神田、名古屋、福岡(女性限定)の店舗で定期的にプログラムが用意されている。
ぬかとゆげ https://nuka-yuge.com/	京都府京丹後市。体ケアに詳しいスタッフが本格的なウィスキングを施す。

SNSで最新情報をチェックしてみてください。予約制も多いので、必ず施設に確認してから行ってください!

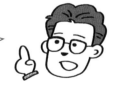

木の宝石、ロウリュ、外気浴……。
「嗅覚」でととのう

　五感を刺激することも体感を左右します。香りにこだわって嗅覚を刺激し、さらにディープな世界へ足を踏み入れていきましょう。

世界で一番高級なサウナ室の壁「ケロサウナ」

　新築の家は木材のいい香りがするように、木は意外と香りを発します。サウナで木が使われているところといえば、サウナ室の壁。サウナーの中にはサウナ室の壁にこだわる人もいます。

　壁の材質で最も有名なのは、フィンランドのケロ材です。ケロ材は、欧州赤松の立ち枯れ材で、高い断熱性と美しい風合いが特徴。「**木の宝石**」とも呼ばれています。香りは甘くて柔らか。優雅な気持ちでサウナを楽しみたい人におすすめです。

アロマ水のロウリュで癒やされる

　ロウリュにアロマ水が使われているところもあります。香りには、右の表に書いたように自律神経に働きかける様々な効果があり、蒸気とともに、ふわっと好きな香りがたちのぼると癒やされるものですよね。

　ただし、**アレルギーがある人は要注意**。事前にアロマの成分などを確認しておきましょう。また、**大量にアロマ水を入れると過敏性肺炎、科学性肺炎を発症する恐れもあるので入れすぎないようにしましょう。ミントのアロマは体感温度を下げてしまい**、非常に熱くなっていても気づかないことがあるので、使用する場合には気をつけてください。

　また、ロウリュに使うアロマ水は、必ず施設が用意しているものを使ってくだ

さい。自分で持ち込んだエッセンシャルオイルなどを使うのは厳禁です。オイルが入っているとサウナストーンがベタついて、サウナストーンの寿命が縮まってしまいます。

外気浴中にタオルに香りをつけて楽しむ

　自分の好きな香りを手軽に楽しみたい場合は、サウナ室に香りを持ち込むのはNGなので、外気浴のときに行うとよいでしょう。**タオルにお好みのエッセンシャルオイルをちょっとたらして顔を覆って楽しんでみてください。**

　ただしその場合は必ず自前のタオルを使ってください。オイルは燃えやすいので、施設が大量のタオルを洗濯するときに可燃性のものが付着していると火事になる恐れがあります。

　また、外気浴といえども周囲の方に影響するような強い香りの使用は控えるようにしましょう。

アロマオイルの香りの作用

【交感神経活性化】 スッキリ系アロマ	レモン、 グレープフルーツ、 ベルガモットなど	スッキリとしたリフレッシュ効果のある香り。リモネンを多く含み、心理的負担をかけずに交感神経をやさしく活性化する。元気なときに、さらにテンションを上げたい、気分転換をしたいときなどにおすすめ。負荷が高くなるので、熱すぎるサウナ室でのロウリュでの使用は要注意(*14)。
【副交感神経活性化】 リラックス系アロマ	ローズ	沈んだ心を和らげて心を安定させる、華やかで品格のある香り。交感神経の働きを抑制し、リラックスできる。体の負荷を抑えて、くつろぎたいときにおすすめ(*15)。
	イランイラン	濃厚で甘いオリエンタルな香り。副交感神経を活性化し、リラックス効果がある(*16)。
	ラベンダー	柔らかいフローラルの香りが特徴。副交感神経を活性化し、リラックス効果がある。睡眠改善効果もあり、サウナとの相性も◎(*17)。

11

快と感じる音を取り入れて
「聴覚」でととのう

サウナ施設の中には、「音」に力を入れているところもあります。**聴覚を刺激して、ととのいを増していきましょう。**

サウナ室の中は無音よりも「自然音」があるとよい

1 ▸ 雑念にとらわれず、己に集中できる

サウナ室の中は、意外と音が気になると思います。隣の人の「ハァハァ」言っている声や、汗を拭う「ぐしゅぐしゅ」という音など。だから、無音ではなく「自然音」や「気にならない音楽」などの音が流れているほうが、雑念にとらわれにくくなるのでよいでしょう。「渋谷SAUNAS」には、音楽家の方が作ったサウナ室があります。**音楽やロウリュの音を存分に味わえるサウンドサウナを体験できます。**

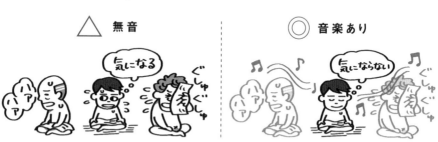

△ 無音　　気になる　　ぐしゅぐしゅ

◎ 音楽あり　　気にならない　　ぐしゅぐしゅ

2 ▸ 入った瞬間、「快」だと感じる

P74で説明したように、サウナ室に入ったときに「快」を感じて、副交感神経を一瞬上げることが、実はととのうためには大切です。

その点からしても、**自然音が流れているサウナ室の場合は、副交感神経を優位にしやすいのでおすすめです。**

外気浴中に異次元の「ととのい」を得られる音

1 ▸ 「シンギングボウル」の音を聴くと、異次元へ連れて行かれる

シンギングボウルというものをご存じでしょうか。金属製の丸い器で、内側をスティックで叩き、「ワ〜ンワ〜ン」と共鳴させる道具です。外気浴のときにあの音を聴くと、異次元のととのいに連れて行かれます。

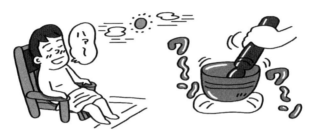

一部、そういうことをしている施設もあります。私のおすすめは、京都の「ぬかとゆげ」。鳴らしてくださる方が元ドラマーで、非常にお上手でした。シンギングボウルを上手に鳴らすのも、右に行ったり左に行ったり、けっこう技術がいるようなのですが、センス抜群です。常設イベントではないので、興味がある方は施設に確認のうえ足を運んでみてください。

以上は主観に過ぎませんが、今後、音と「ととのい」に関しては解析を進め追求していきたいジャンルです。

2 ▸ 鳥のさえずり、川のせせらぎ…etc.自然音は最高の癒やしの音楽

聴覚を刺激してととのいを増すために、**個人で最も実践しやすいのは、自然豊かな場所へ行くこと**です。川のせせらぎや、鳥のさえずりなどの自然音が豊富な外気浴スペースは、副交感神経を高める効果も高いです。

ととのうと五感が鋭くなります。
いい音を聴いてさらにリラックスしましょう

12

サウナ室のテレビはOFFがよい！「視覚」でととのう

「サウナ室のテレビはONとOFFどちらがいいのか」「照明が暗いサウナと明るいサウナ、どちらがいいのか」など、視覚を意識して「ととのう」を最大化する方法を紹介します。

夕方以降に光を浴びると睡眠効率が低下する

夕方以降に光を浴びると、睡眠に悪影響が出ることがわかっています。ある論文（*18）は、夕方の光によってサーカディアンリズム（生活リズム）がずれ、寝床に入ってから眠りに落ちるまでの時間と、布団に入っている時間のうち実際に眠っている時間が減少することを報告しています。寝付きが悪く、睡眠時間も短くなるということです。

サウナに入ると睡眠の質が上がるというのは、サウナーなら誰もが実感していることだと思います（実際、睡眠の質は上がります。詳しくはP141）。したがって、それを妨げる要素はなるべく排除したいところです。

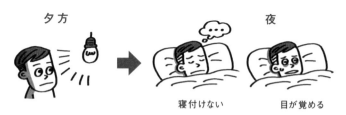

夕方　　　　　　　　　　　　　　　　夜

寝付けない　　　　　　　目が覚める

サウナの照明が明るいと、ととのいにくくなる

明るい光は、睡眠だけではなく、ととのいにも影響を与えます。結論から言うと、**サウナ室の照明は少し暗いほうがよいでしょう。**

　明るい光を見ると、人体は日中の活動時間だと認識します。すると脳が「これから活動モードに入るから体温も上がっていくぞ」と身構えてしまうため体にあまり負荷がかからず、交感神経が活性化しにくくなるのです（*19）。それによって、交感神経→副交感神経のギャップが小さくなり、結果的にととのいにくくなります。なお、参照した論文はサウナ室に入る前に明るい光と暗い光を見るという実験をもとにしたものなので、**サウナ室だけではなく、脱衣所や浴室、外気浴スペースなども少し暗いほうがととのいやすくなるでしょう。**

サウナ室のテレビはOFFがよい

「夕方になるべく光を浴びない」を意識するならば、サウナ室のテレビはついていないほうがよいでしょう。しかも、**テレビは明るいだけではなく情報を垂れ流します。**そうすると、せっかく外界の情報を遮断して無になり、ととのおうとしているのに集中できません。

タオルで目を隠す

　サウナ室でなるべく光を浴びたくない場合は、タオルで目を覆ってください。目を閉じるだけではなく、目の周り全体を覆ってしまうほうがよいでしょう。

COLUMN

朝のサウナは明るくてOK

「ぐっすり眠るためには照明は暗いほうがいい」ということを踏まえると、朝は逆に明るいほうがいいでしょう。なぜなら、暗い照明だと眠くなってしまうからです。朝に入るサウナは、眠気覚ましの要素が強いはず。だから、むしろ明るい日差しや照明を見て、体と脳をシャキッと目覚めさせましょう。

13

大自然に囲まれて外気浴をすると、極上のととのいが得られる

　サウナ愛好家であれば、有名施設めぐりをしている人も多いでしょう。選ぶ基準は様々ですが、「外気浴の環境」というのは意外と大事。実証実験で、大自然で外気浴をすると、マインドフルネス効果が上昇することが明らかになりました。

ととのう≒マインドフルネス

　マインドフルネスというのは、**過去や未来にとらわれず「今」に集中する**ことを言います。その手段として瞑想が行われ、脳を活性化させたり、ストレスを溜めにくくしたりする効果があると言われています。

　サウナと瞑想、あるいはマインドフルネスとの相関は、感覚的に昔から言われていました。サウナーのみなさんも「サウナと瞑想は似ている」と、なんとなく感じているのではないでしょうか。

　私の知り合いに、住職のサウナーがいて、彼は1年間高野山にこもるなど、日々厳しい修行を積んでいます。その彼も「**サウナでととのったときの、自己の境界線が溶けていくような感覚は、瞑想に近いものを感じる**」と言っていました。

　頭の中が空っぽになって、意識が研ぎ澄まされる感覚は、たしかに両者に共通していますよね。

大自然で外気浴をするとマインドフルネス効果が上がる

　京都市の京北地区にある、豊かな自然に囲まれたサウナ施設「EARTH SAUNA」が行った実験（80人が参加）によると、一般的なサウナ施設と比べ

て森林浴を兼ねた大自然の中での外気浴では、マインドフルネスの5つのスコアリング指標（FFMQ：Five Facet Mindfulness Questionnaire）が全体的に上昇することが明らかになりました。

マインドフルネスの5つの指標というのは下記。これをもとに、マインドフルネスに至っているかを見極めます。

・観察すること
・反応しないこと
・判断しないこと
・体験の言語化
・意識的な行動

マインドフルネス指標（FFMQ）

・FFMQ 5つの因子のうち、観察すること、反応しないこと、体験の言語化、総合点のスコアが有意に上昇していた。

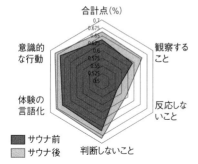

合計点(%)
0.7
0.675
0.65
0.625
0.6
0.575
0.55
0.525
0.5

意識的な行動　観察すること　体験の言語化　反応しないこと　判断しないこと

■ サウナ前
□ サウナ後

	サウナ前		サウナ後		
	平均値	SD	平均値	SD	P値
観察すること	24.8	5.6	26.1	5.6	0.002**
反応しないこと	19.6	3.7	20.8	4.3	0.003**
判断しないこと	26.5	5.6	27.4	5.8	0.084
体験の言語化	26.1	5.1	27.1	5.4	0.002**
意識的な行動	26.6	4.7	27.3	5.3	0.182
合計	123.5	15.0	128.6	16.6	<0.001**

この結果が、「ととのう」とどうつながるのか。私なりの解釈を述べます。

外気浴をしているときは、周りに「反応」せず、自分の身体感覚に「集中」しています。そして、ととのった状態を「観察」して受け入れます。仲間が近くにいるなら、体験を共有しながら「言語化」もするでしょう。

このように、**外気浴で「ととのう」に通じるプロセスとマインドフルネスは、とてもよく似ています。**

つまり、大自然の中で外気浴を行って、マインドフルネスを体感すれば、それに伴って「ととのう」も高まるということ。

機会があれば、大自然の中の施設にぜひ足を運んでみてください。

眠気覚まし・コンディショニング……。 TPOに合わせた入り方

ととのうの最大化を目指すだけではなく、「サクッとコンディションを調えたい」など、TPOに合わせた入り方を紹介します。

シャキッと眠気を飛ばしたい→朝ウナ

朝のサウナ（＝朝ウナ）には、日中の快適性を上げ、疲れを軽減させるという報告（*20）があります。だから、「ハードな1日になりそう」「大事な仕事があるから眠気を飛ばしたい」という場合は、朝ウナがおすすめです。

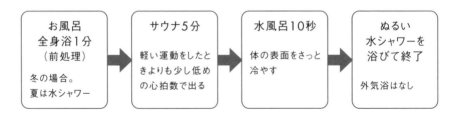

お風呂 全身浴1分 （前処理）	サウナ5分	水風呂10秒	ぬるい 水シャワーを 浴びて終了
冬の場合。 夏は水シャワー	軽い運動をしたときよりも少し低めの心拍数で出る	体の表面をさっと冷やす	外気浴はなし

私の場合は、この後、おいしいコーヒーを飲んで仕事に出かけます。これで頭がシャキッとします。

季節に合わせた「前処理」（P75）を軽く行ったら、いつもより短めにサウナに入ります（脈拍が軽い運動をしたときに届かないぐらい）。水風呂は体の表面をさっと冷やす程度にして、外気浴は行いません。セット数が多いと眠くなってしまうので、基本的に1セット。多くて2セットです。

サクッと入って体調を調えたい→維持サウナ

時間もないし、30〜40分でサクッと体調を調えたい場合は「維持サウナ」

がおすすめです。「ととのう」を追求するのではなく、短時間で気持ちいい、リラックスできる入り方です。

　下記は、私のやり方です。

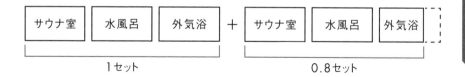

　基本的に、1セット目は体を慣らす準備運動のようなものなので、2セット目は必須です。

　とはいえ、あまり時間がないので「1.8セット」ぐらいで終えます。

　マイナスになっている「0.2」は、外気浴の時間です。基本的に外気浴は「真正ととのいタイム2分」＋「次のセットの準備」。となると、3セット目をやらない場合は「次のセットの準備」は不要。

　ということで、**一番おいしい「真正ととのいタイム2分」**だけ味わって終えてしまうというやり方です。

初心者を指導するときの入り方

　サウナ歴が長いと初心者の友人を連れて行くこともあるでしょう。「ととのわせてあげたい」という親切心から、ついつい初心者に無理をさせてしまうことがありますが、**初心者は体が慣れていないので、無理をさせるのは禁物です。**初心者を指導するときは、下記のことに気をつけてください。

□**サウナ室で我慢大会をさせない**
□**水風呂の前に水シャワーを浴びさせる**
□**外気浴をたっぷり行う**

　とにかく、無理をさせないこと。特に1セット目は慎重に。2セット目から様子を見ながら、徐々にステップアップしていきましょう。

15

どこでも安定して
最高にととのう「加藤メソッド」

　サウナ愛好家であれば、話題のサウナに足を運ぶこともあるでしょう。けれども、施設の環境や自分のコンディションは、その場所やタイミングによって様々です。そのため、うまくととのえないこともあります。

　そこで、どこでも安定してととのうために私が実践している方法を紹介します。

大切なのは「温める」「冷ます」「休む」のバランス

　施設によってサウナ室や水風呂の温度は違うし、季節や土地によって外気浴スペースの気温も変わってきます。したがって、ととのうためにはそうした環境に応じて入り方を変える必要があります。

　もちろん、心拍数を目安にするのは有効です。しかし、通い慣れたサウナならまだしも、初めて行く場所では興奮や緊張も加わってくるため、残念ながら完璧ではありません。

　そこで、その施設の環境に合わせて、体を「温める」「冷ます」「休む」のバランスを上手に取り、ととのうにつなげていこうというのが、これから紹介する加藤メソッドです。

　近年は、「冷たすぎる水風呂」や「熱すぎるサウナ」など、こだわりの施設が続々オープンしています。それは素晴らしいことですが、その一方で、過激さがエスカレートし、サウナ初心者がチャレンジしにくくなったり、健康を害したりすることは避けたいところです。

　過激さが売りのこだわりの施設の場合は、いつも通りの入り方をするのではなく、加藤メソッドを利用して自分に合わせた調整をすることをおすすめします。

どこでも安定してととのえる「加藤メソッド」
2:10:2の法則

サウナや水風呂、外気浴スペースがととのいにくい環境であったとしても、加藤メソッドなら、サウナ室→水風呂→外気浴のいつものバランスを下記のように調整することで、どんな場合でもととのうことができます。

【サウナ室が理想的でない】
・**サウナ室が重すぎる場合**（サウナ室が熱すぎた or 長くいすぎた）
　→水風呂を10秒延ばす and/or 休憩を2分延ばす
・**サウナ室が軽すぎる場合**
　（サウナ室が混んでいてゆっくり入れない、サウナ室がぬるい）
　→水風呂を10秒短くする or 水シャワーで代用する or 休憩のみにする
　　and/or 休憩を2分短くする

【水風呂が理想的でない】
・**水風呂が重すぎる場合**（水風呂に長く入りすぎた）
　→サウナ室を2分延ばす and/or 休憩を2分短くする
・**水風呂が軽すぎる場合**
　（水風呂が冷たすぎて短くしか入れない or 水シャワーしか無理）
　→サウナ室を2分短くする and/or 休憩を2分延ばす

【休憩が理想的でない】
・**休憩が軽すぎる場合**（休憩スペースが狭い、混んでいるなどで、短い）
　→サウナ室を2分短くする and/or 水風呂を10秒短くする

上記の2分、10秒、2分は
私の場合の指標です。
人によって違うので、
最適な時間を探って調整しよう

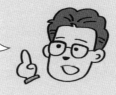

《まとめ》　もっと、ととのうTips

【サウナ室でできること】

・1セット目は「下段」に座る

・「吸う」呼吸を意識する（交感神経が
　活性化する）

> （体の負担を減らしたい場合）
> ・呼吸は「吐く」を意識

・ロウリュを楽しむ

・アウフグースに参加する

・ウィスキングを体験する

・照明が明るかったりテレビがついていたりする場合はタオルで目とおでこを
　隠す

【水風呂でできること】

・後半は息を「吐く」ことに集中（副交感神経優位に弾みをつける）

【外気浴でできること】

・自前のタオルに好きな香りをつけて楽しむ

・鳥のさえずり、川のせせらぎなどの自然音に耳を傾ける

・大自然の中で行う

【その他】

・疲労が溜まったときにサウナへ行く(ストレスホルモンが大量に出るからととのいやすい)

・サウナ室に入ったとき「気持ちいい」と感じるようにする(夏は事前に水シャワー、冬は全身浴2分)

・混んでいないホームサウナを見つける

・良い木材を使用しているサウナに行く

・サウナ室で快適な音楽を流している施設へ行く

・外気浴でシンギングボウルを響かせてくれる施設へ行く

・照明が暗いサウナを選ぶ

・眠気をとばしたい場合は「朝ウナ」(お風呂全身浴1分→サウナ5分→水風呂10秒→ぬるい水シャワー。1〜2セット)

・サクッと体調を調えたい場合は「維持サウナ」(1.8セット)

・初心者を連れていくときは無理をさせない

・加藤メソッドを活用する

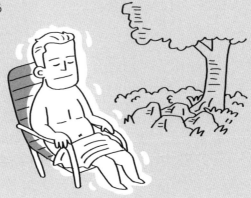

＼ 教えて加藤先生 ／

最近、ととのわないんです！

熟練サウナーからよく言われるのは、「最近、ととのわないんです」ということ。
サウナ慣れした人にありがちなNG例を見ていきましょう。

お悩み

1 サウナ室ですぐに上限の心拍数に！

（Dさん／男性／サウナ歴2年／40歳）

 最近、サウナ室に長くいられないんです。心拍数を測っていますが、特に2セット目以降すぐに目安である「軽い運動をしたときの心拍数」になってしまいます。これではととのわない……。

 昔は、そうではなかったんですね。

 はい、だいたい目安の心拍数になるのに8分くらいかかっていましたが、最近は5分くらいですぐ上限です。

 なるほど！　もしや、最近、あなたせっかちになっていませんか？

 はっ！

 おそらく、外気浴が短すぎるのが原因です。外気浴をしっかりして体を休めないと、次のセットで心臓に負荷がかかりやすく心拍数が早く上がるのです。利用時間に制限があったり、混雑していて外気浴スペースを占有するのを申し訳なく感じるときなども、外気浴をパパッとすませがち。しっかり体を休めてから次のセットに入ってください。

お悩み

② サウナ室で集中できない

（Eさん／男性／サウナ歴40年／68歳）

 私はサウナ歴40年ですが、最近、サウナブームでいろんなお客さんが増えましたよね。

 そうですね。それで混んでいるサウナも増えましたね。

 マナーなどを知らない利用者も増えたので、最近、サウナ室で集中できないんですよ。そのせいかととのわなくなりました。

 なるほど……。雑念多すぎが原因ですね。

 はい、でも自分ではどうしようもなくて。

 そういう場合は、サウナ室で自分の呼吸に集中すると、周囲が気にならなくなりますよ。例えば、ロングブレスのように、長くゆっくりと息を吐くようにして、呼吸に集中してください。

 目を閉じて、呼吸に集中したら、他の音が気にならなくなりそう。

 あとは、ふだん、やりなれていない呼吸法をするのも、集中するのにはおすすめですよ。

 やりなれていない呼吸法?

 ふだん、息を吸うと胸のあたりが膨らむ胸式呼吸をしている人なら、腹式呼吸（息を吸うときにお腹が膨らむ）に変えてみるとかですね。

3 原因不明! 次第にととのわなくなった!

（Fさん／女性／サウナ歴2年／32歳）

サウナ歴は2年ですが、月に7〜8回サウナに行っています。最初は、毎回、ととのう感覚を得られたんですが……。なぜかだんだんと、ととのうことが少なくなってきました。

何か気をつけていることはありますか?

サウナ室では、3セットとも必ず、温度が一番高い上段に座って体を温まりやすくしています。

なるほど、それは逆効果かもしれません!

えっ? 交感神経を上げたほうがいいわけだから、熱いほうがととのうんじゃないですか?

熟練サウナーでも1セット目は体が反応しやすく、負荷がかかりやすいんです。それで心拍数が急上昇してしまうと最初のセットで消耗してしまい、2セット目、3セット目で自律神経の活性化が起こりにくくなり、ととのいにくくなることがあります。

最初からとばしすぎないほうがいいんですね。

その通り! 何より大切なのは、体に負荷をかけずに、深部までしっかり温めることです。揚げ物は低い温度でじっくり揚げたほうが中まで火が通るのと同じです。ですから、「上段信仰」をやめて、1セット目は下段に座ってじっくり温めるなど、体の状態を見ながら座る場所も変えてください。

CHAPTER

3

美が
「ととのう」
入り方

「サウナ×美容」は
ニセ情報が多いから注意!

「サウナでデトックス」「サウナでアンチエイジング」などはよく言われることですが、どちらも医学的に正しいとは言えません。

それでは、一体何が正しくて、何が間違いなのか。サウナで美はととのうか?　この章で医学的に紐解いていきましょう。

これ、全部ウソ!　「サウナ×美容」のニセ情報TOP5

サウナと美容についてGoogleで検索してみると、検索上位のほとんどがニセ情報です。よくあるマユツバ情報はこちら。

ニセ情報1 ▸ 毛穴に詰まった皮脂が溶ける

皮脂は溶けないし排出もされません。皮脂の主成分（トリグリセリド、ワックスエステル、遊離脂肪酸）を構成する脂肪酸の融点を調べてみると、パルミチン酸の融点が63.1℃、ステアリン酸69.8℃、パルミトレイン酸−0.5℃、オレイン酸13.4℃、リノール酸−0.5℃。サウナに入ったときの皮膚表面の温度はマックスでも44〜45℃くらいなので、前の2つはサウナでは溶けないし、後ろ3つはサウナに入らなくても溶けています。

したがって「毛穴に詰まった皮脂」というものは、サウナ程度では溶けないものと、別にサウナに入らなくても溶けているものしかありません。

ニセ情報2 ▸ すぐにやせる

サウナに入ると体重が一時的に減るので、それを「すぐにやせる」と謳うこともあるようです。しかし、それは汗をかいて水分が失われただけ。水分を摂取すれば元に戻ります。この一時的な体重減少をダイエットだと思い込まされ

たせいで、水分を極端に制限してサウナに入る人がいます。危険なのでやめましょう。

ニセ情報3 ▸ 肌の老化防止（アンチエイジング）

アンチエイジングの世界で注目されている「**サーチュイン遺伝子**」というものがあります。これは「若返り遺伝子」と呼ばれているのですが、なぜか「サウナに入るとサーチュイン遺伝子が活性化して老化を防げる」というような情報が出回っています。

しかし、**サーチュイン遺伝子がシミやシワなどを防ぐかどうかは証明されていませんし、サウナで活性化するかどうかも全くわかっていません。**

なぜこんな不確かな情報が拡散されているのか調べてみました。おそらく元ネタは『LIFE SPAN』という書籍のようです。著者はハーバード大学の教授で、サーチュイン遺伝子及びアンチエイジング界の第一人者。サウナが好きで、本の中でもサウナとアンチエイジングの肯定的な可能性について取り上げています。ただし、著者が引用しているのはあくまでも酵母の研究であり、著者自身も「まだ解明されていないことが多いけれど、酵母を参考に考えるとしたら……」と断りを入れています。それを「酵母＝人間」と拡大解釈をしてミスリードした情報が出回っているようでした。

ニセ情報4 ▸ 毛穴から汗が吹き出る

汗が出るのは「毛穴」ではなく「汗孔（かんこう）」からです。だから、「毛穴から汗が吹き出て毛穴に詰まった汚れがきれいになる」ということはありません。

ニセ情報5 ▸ サウナでデトックス

汗から本当に毒素のようなものは出るのでしょうか？　今までの報告論文をもとに次ページで計算してみました。ちょっとマニアックな掛け算や割り算が出てくるので、なんとなく目を通していただくだけでけっこうです。

ここで一番伝えたいのは、私は本気だということ。**「サウナにはメリットがたくさんあるのに、ニセ情報が拡散されているせいで真のメリットの信頼を貶めるのは許せん!」** ということです。怒りの計算式はこちらです。

- 汗の量：サウナ浴では最大2ℓほどの水分が失われる　　　　　　　　　　　(*21)
- 汗には0.08μg/mℓの脂質が含まれている
    *μg(マイクログラム)は100万分の1g　　　　　　　　　　　　　　　　　(*22)
- 脂質に含まれるPOPs（環境ホルモンの指標）の量：600μg/kg　　　　　(*23)
- PCB（ポリ塩化ビフェニル、環境ホルモンの一種）の推定平均摂取量は
    1日あたり5.6ng/kg
    体重70kgの人は1日推定0.392μgのPCBを摂取
    *ng(ナノグラム)は10億分の1g　　　　　　　　　　　　　　　　　　(*24)

$$\frac{\overset{\text{汗中のPOPs濃度}}{4.8 \times 10^{-5}\mu g/\ell} \times \overset{\text{汗の量}}{2\ell} = \overset{\text{1日あたりの汗から出るPOPs量}}{9.6 \times 10^{-5}\mu g/\ell}}{\underset{\text{1日あたりのPOPs摂取量}}{3.9 \times 10^{-2}\mu g}} = 0.0024\%$$

　要は、老廃物とされる物質（今回は「POPs」という環境ホルモンを指標にして計算）が、サウナに入ったことで汗とともにどれくらい出るのか。出ていくだけではなく入ってくる量も考慮してパーセンテージを出してみたということです。

　その答えが「0.0024％」。つまり、**「サウナで汗から出る毒素」** は、汗の**0.0024％**に過ぎないということ。重金属とか他のものに関してもほぼ出ないということが報告されているので、「サウナでデトックス」はほぼ嘘だと言えるでしょう。

結局、サウナで美はととのうのか？

　ニセ情報をぶった斬ってきたので、「なーんだ、サウナで美容効果はほとんど得られないんだな」と残念に思ったかもしれません。

　結論を言うと、**サウナで美は「自動的にととのうもの」「ひと手間でさらにととのうもの」「ととのわないもの」「むしろ害になるもの」** があります。

　先程の「マユツバTOP5」は、「ととのわないもの」です。

　したがって、この章では残りの3つの項目について、エビデンスに基づいて説明していきます。ちなみに「むしろ害になるもの」もちゃんと回避策があるので安心してください。

サウナ×美容の真実

自動的にととのうもの	ひと手間で さらにととのうもの
・赤ちゃんのようなピンク色の肌になる（毛細血管密度が21%上昇。血管内酸素濃度が6%上昇） ・シミ予防（HSPが大量に出現） ・ダイエット（ファスティング効果）	・むくみが取れる（塩サウナ） ・肌がつるつるに（塩サウナ） ・目元がすっきり（マッサージ） ・肌トラブルをケア（ツボ押し） ・しなやかな印象に（ヨガ） ・美容効果アップ（生理後1週間のタイミングでサウナに入る） ・スキンケア効果（サウナ後＋サウナ1時間後の2段階保湿）
ととのわないもの	**むしろ害になるもの**
【マユツバTOP5】 ・毛穴に詰まった皮脂が溶ける ・すぐにやせる ・肌の老化防止（アンチエイジング） ・毛穴から汗が吹き出る ・サウナでデトックス	・激しく入るとメラノサイトが刺激されて肌が黒くなる 　→①気持ちがいいと思える範囲で入る 　→②顔をタオルで覆う

CHAPTER 3

美が「ととのう」入り方

赤ちゃんのようなピンク色の肌に!

サウナに入るだけで自動的に得られる効果の代表格が「顔色がよくなる」というものです。顔色というのは、主に皮膚の近くにある血管・血流の状態が影響を与えています。結論から言うと、**顔の表面の「毛細血管密度が上がる」＋「血管内酸素濃度が上がる」というダブルの影響で、まるで赤ちゃんのようなピンク色の肌に近づきます。** サウナでどう変化するのか見ていきましょう。

サウナに入ると毛細血管の密度が上がる

1 ▸ 熱を放つために細い血管が新生する

サウナで得られる美肌効果で、最も影響が大きいと思われるのは「毛細血管の密度が上がる」ということです。

なぜ毛細血管の密度が上がるのかというと、サウナ室は熱いから、**熱を放つために血管が新生する**のです。こまかい毛細血管が増えるということです。

余談になりますが、これが何の研究から出てきた結果かというと、美容ではないのです。昔、フィンランドの選手がオリンピックを席巻していた時代があったのですが「なんでそんなに強いんだ？」「もしかしてサウナ？」ということでロシアなどが国を挙げて真面目に調べていたことがありました。

そのときの結論が、**「サウナに入ると毛細血管の密度が上がる」**ということ。そうすると、例えば、放熱とか、酸素を取り込むとか、そういう機能が上がって、心肺機能も上がるから有利なんじゃないかということが報告されていました。

実際に、そのことは論文（*25）でも明らかにされています。サウナに入る前・入った後、運動前・運動後、それぞれの毛細血管密度を調べて比較し

た結果、**サウナ後は、運動後と同じくらい毛細血管密度が上昇する**ことがわかりました。**その上昇率は、なんと21％にも及ぶ**とのことです。

具体的には、「**eNOS（イーノス）**」という物質（血管新生作用がある物質）が**出る**ことで密度が上がるとされています。そうすると、酸素や栄養が行き渡るので肌にもいいということです。

2 ▸ 毛細血管密度が上がると、赤ちゃんのような肌に

毛細血管の密度が一番高いのは赤ちゃんです。水分がたくさんあって、もちもちで、ピンク色で。あれは毛細血管の密度が高いからです。加齢とともに毛細血管密度は下がっていきますが、サウナに入ることで、実は上げることができる。けっこう、すごいことではないでしょうか。

もちろん、いきなり増えるわけではありません。入った瞬間、血管が増えたら怖いです。**定期的に入っている人が得られる効果**だと思ってください。

ただし、どれくらいの頻度で、どれくらいの期間サウナに入ればこのような効果を得られるのかというのは、残念ながら明らかになっていません。女性にとっては特に気になる分野だと思うので、研究していく予定です。

ちなみに、先程の研究は、40℃というぬるいサウナに1時間×5日間入ったという、かなり弱い条件で行われています。したがって、**普通のサウナの場合は、毎日入らなくても効果は得られると現時点では推測**されます。

サウナに入ると血管の酸素濃度が上がる

1 ▸ 顔色が悪い＝皮膚表面の酸素が少ない

血液が通る道は2つあります。1つは動脈。心臓から全身の細胞へ向かう道です。中を通る血液は、全身の細胞に送り届けるための酸素をたっぷり含んでいて、色は薄いピンク色をしています。

もう1つは静脈。血液を心臓に戻す道です。そこを通っている血液は酸素を細胞に渡し終えており、代わりに二酸化炭素を多く含んでいます。色は濃いぶどう色のように黒ずんでいます。

動脈	静脈
・心臓→全身へ向かう道	・全身→心臓へ向かう道
・酸素を多く含んでいる	・二酸化炭素を多く含んでいる
・薄いピンク色	・濃いぶどう色

　つまり、**顔色が悪い場合**（血流が悪そうで暗い印象）は、**薄いピンク色である動脈血ではなく、濃いぶどう色の静脈血が目立っている**（酸素が少ない状態にある）と考えることができます。

2 ▸ サウナに入ると血管内酸素濃度が6％上昇する

　先程の論文によると「**血管内酸素濃度が6％上昇する**」ことも報告されています。VO2という血管の中の酸素の量を測っているのですが、サウナに入ると、運動と同じくらい酸素を運ぶ能力が増えて、酸素濃度が上昇するということです。
　酸素を含んだ血液が多く流れるということは、動脈血が目立つということなので、顔色がよくなります。

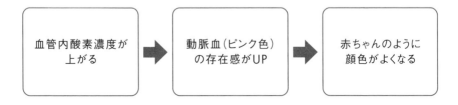

血管内酸素濃度が上がる　→　動脈血（ピンク色）の存在感がUP　→　赤ちゃんのように顔色がよくなる

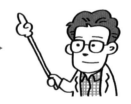

サウナに入ると毛細血管密度と血管内酸素濃度が上がります。それにより、皮膚のすぐ下をピンク色の血液が流れるようになるので、赤ちゃんのように顔色がよくなるんです

02

紫外線を浴びた後、
サウナに入ればシミ予防に!

　P33で説明した通り、HSP は、傷ついた組織を修復する働きがあります。その働きは、体内だけではなく皮膚表面にも及びます。

　つまり、HSP は肌をケアする効果があるということ。**紫外線ダメージも修復できると言われている**ので、アウトドアで紫外線を浴びた後サウナに入ればシミ予防にもつながります。

サウナの熱を利用して、肌の修復スイッチを押す

　人間はダメージを受けると、感染症でも怪我でも、基本的には発熱します。**ダメージを受ける＝修復するスイッチが入る＝発熱する**、ということです。だから、サウナに入って熱を与えれば、人為的に肌の組織を修復するスイッチを押すことができます。

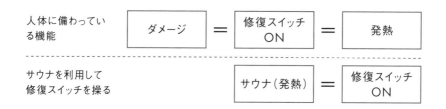

| 人体に備わっている機能 | ダメージ | ＝ | 修復スイッチ ON | ＝ | 発熱 |
| サウナを利用して修復スイッチを操る | サウナ（発熱） | ＝ | 修復スイッチ ON | | |

皮膚表面が40℃以上になるとHSPが即座に出る

　次のグラフは、お風呂やサウナに入ったときの顔の皮膚温の変化をまとめたものです。

顔 の 皮 膚 温 の 変 化

お風呂	ドライサウナ(70℃)	ウェットサウナ(40℃)	岩盤浴
33〜34℃	4分→約38℃ 10分→約40℃	10分→37℃	33〜34℃

　お風呂や岩盤浴に入っている場合は、33〜34℃。ドライサウナ（70℃）では4分程度で38℃、10分では40℃近くに達します（*26）。

　ウェットサウナ（40℃）では10分で37℃になります。

　それを踏まえて、こちらのグラフ（*27）を見ていきましょう。

　皮膚表面の温度が40℃、41℃になったとき、どれくらいの時間差で、どれくらいの量のHSPが出るかを表しています。

　ここで重要なのは、グラフの山の位置です。「0時間」が頂点になっているのがわかるでしょうか。つまり、**サウナに入っている途中から40℃を超えるような部分（顔を含む皮膚表面）は、すぐに大量のHSPが出る**ということです。

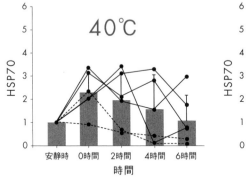
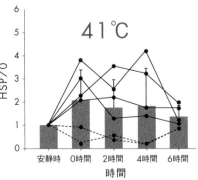

*折れ線はそれぞれの被験者、棒グラフは平均値を表す

　まとめると、こうなります。

・顔の皮膚表面のHSPは、岩盤浴ではほぼ出ない

・お風呂では相当頑張って長く入らないと出ない

・**ドライサウナは、4分以上で効果があり、10分入ると即発現する**（なお、ウェットサウナは40℃という非常に温度が低いものが使われているので、正確なジャッジは下せません）

サウナに入るだけで肌は即座にケアされます

HSPの顔の肌ケア効果はお風呂では得られない、サウナならではのメリット

お風呂でもHSPは出ますが、お風呂とサウナで決定的に違うのは「顔」への影響です。お風呂では顔をつけることはできないので、顔の皮膚表面を40℃以上にするのは困難です。それに対して**サウナは、空気中の熱で顔も温めることができます。だから、サウナは顔の皮膚をケアするにはもってこい。**肌ケアをしたい人は、積極的にサウナを利用してみてください。

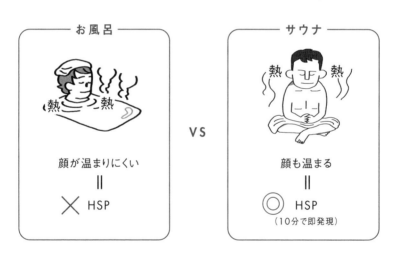

お風呂

熱 熱

顔が温まりにくい
＝
✕ HSP

VS

サウナ

熱 熱

顔も温まる
＝
◯ HSP
（10分で即発現）

サウナを終えたらすぐにスキンケアを!

基本的にはサウナに入るだけで皮膚表面からHSPが出るので、肌ケア効果は得られます。けれども、より一層効果を高めたいなら、サウナを終えたらすぐにスキンケアをしましょう。**HSPが出ているタイミングでスキンケアを行えば、肌ケア効果がさらに上がります。**

むくみを取るのに効果的
肌もつるつるになる「塩サウナ」

スチームサウナの片隅に塩が置いてあることがあります。「別にいいや」と思って塩を使っていないとしたら、けっこうもったいないですよ。

意外とすごい「塩サウナ」の効果を紹介します。

効果1：むくみが取れる

1 ▸ むくみの原因

人体の約60％は水分でできていて、そのうち3分の2は細胞の中にあり、残りは血液の中と、細胞と細胞の間を満たしている体液（間質液）の中にあります。間質液は、細胞や血液の中を行き来して水分のバランスを保っているのですが、何らかの原因でこのバランスが崩れて、間質液の中に水分が異常に増えると体がむくみます。

原因のひとつとして挙げられるのが塩分の過剰摂取です。体は、体内の塩分濃度を一定に保とうとするため、塩分を過剰に摂取すると体内に水分を溜め込んで塩分濃度を薄めようとします。すると、間質液に水分が溜まり、むくんでしまうのです。

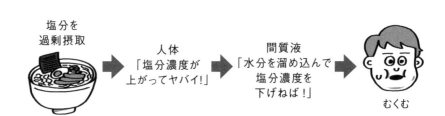

2 ▸ 塩を塗り込むと汗がたくさん出る

塩を体に塗ると浸透圧（濃度が薄いものから濃度が濃いものに溶媒が移っていくときの圧力）によって、体内から汗が引っ張られます（皮膚表面のほうが塩分濃度が濃いから）。発汗が促されることで、むくみを解消しやすくなります。

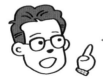

ちなみに、脚のむくみを取りたい場合は、塩サウナだけではなく、外気浴で脚を高くするのもおすすめです

効果2：肌がつるつるになる

塩サウナで塩を肌に塗り込むと、肌がつるつるになります。それはなぜでしょうか。「ザラザラしたもので肌を磨いているから、皮脂が取れてつるつるになるのかな」と思った人もいるかもしれませんが、そうではありません。

答えはむしろ逆。塩サウナで肌がつるつるになる本当の理由は、「**新しい皮脂によってコーティングされるから**」です。

メカニズムはこうです。

> ①塩を体に塗ると浸透圧によって汗がたくさん引っ張られる
> ②それに加えて、サウナの熱によって交感神経が活性化され、交感神経が支配している「アポクリン腺」が刺激される
> ③アポクリン腺から出た汗が、じわじわと新しい皮脂を作り出す

保水力が高い新しい皮脂が肌をコーティングして、みずみずしいつるつるの肌に!

塩を塗ったらすぐに洗い流さず、5分程度待つ

むくみを取ったり、肌をつるつるにしたりするためには、浸透圧によって汗をたくさん引っ張り出す必要があります。**すぐに洗い流すと汗の量が減ってしまうので、5分程度**（皮膚表面の塩が汗で溶けるまで）は待ちましょう。

やせるためには「サウナ1時間前〜サウナ中」に糖分NG

「汗を大量にかいて体重が一時的に減ること＝ダイエット」だとするなら、「サウナでダイエット」はマユツバです。

しかし、サウナはダイエットに全く効果がないかというと、実はそうではありません。サウナに入ることで分泌されるホルモンを足がかりに説明していきます。

サウナに入ると甲状腺ホルモンが分泌される

P70で少し説明したように、サウナに入ると色々なホルモンが分泌されます。その中のひとつが「代謝ホルモン（甲状腺ホルモン）」です。

甲状腺ホルモンが分泌されるとどうなるのでしょうか。

人間は、食事を摂れなくなったときのために、体内にエネルギーを貯蓄しています。でも、それはあくまでも飢餓状態に備えた保険です。だからふだんは、食事で得たエネルギーを使い、貯蓄分には手をつけません。

しかし、**甲状腺ホルモンが分泌されると、代謝のスイッチが切り替わります。**「食事で得た分」から「貯蓄分」に替わるのです。サウナという危機的環境に置かれることで、「こんなときに食事をしている余裕はない。今こそ、貯蓄エネルギーを使うときだ」と体が判断するからです。

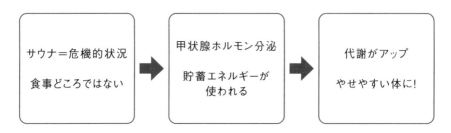

サウナ＝危機的状況　食事どころではない　→　甲状腺ホルモン分泌　貯蓄エネルギーが使われる　→　代謝がアップ　やせやすい体に！

サウナには「ファスティング」と同様の効果がある

ファスティングというのは断食のことで、最近は16時間（*28）という短時間の断食が人気のようです。なぜ16時間なのかというと、**断食後16時間で代謝のスイッチが「食事で得た分」から「貯蓄分」に切り替わるから**。

サウナに入ったとき同様、「食事から全然エネルギーが入ってこない。飢餓状態だから貯蓄分を使おう」と体が判断するのです。

ファスティングの際の甲状腺ホルモンの変化は非常に特徴的で、これと同様の変化がサウナに入ってわずか20〜30分後に現れます。

つまり、**本来は約1日かけてやっと得られるファスティング効果を、サウナなら20〜30分で叶えられる**ということです。

糖分を摂るとファスティング効果が台無しになる

サウナでファスティング効果を得るためには注意点があります。それは、**サウナ前〜サウナ中に糖分を摂ると、甲状腺ホルモンが出なくなる**（*29）ということです。「エネルギーがちゃんと入ってきている」と脳が認識して、スイッチを切ってしまうからです。

だから、サウナ前にご飯を食べるのはNG。また、サウナーが大好きな「オロポ（オロナミンC＋ポカリスエット）」「アクエリアル（アクエリアス＋リアルゴールド）」、スポーツドリンクなどにも糖分が入っているため、ファスティング効果を狙うなら控えたほうがいいでしょう。

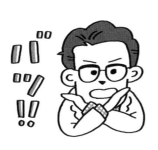

サウナ前〜サウナ中
・糖分を含む食事
・サウナドリンク
・甘いスポーツドリンク

CHAPTER 3 美が「ととのう」入り方

身ひとつでできる!
サウナ室でおすすめの美容術3選

「サウナ室の中は手持ちぶさただから、何かやりたくなります」と言われることがあります。とはいえ、**サウナ室には私物の持ち込みは厳禁**なので、道具を使ったケアはできません。身ひとつでできる、美容にいいことを紹介します。他の人の迷惑にならない範囲で行いましょう。

1 ▶ 眼精疲労を和らげて、イキイキとした目元に

眼精疲労を放置していると、目の充血やたるみ、くまなどにもつながりやすくなります。「ほくと鍼灸院」の坂口友亮先生にご協力いただき、考案した眼精疲労を和らげる方法を紹介します。

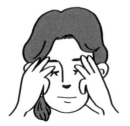

①こめかみにそっと指を当てて、皮膚の上をすべらせるようにして目頭、眉頭、下まぶたをマッサージする。

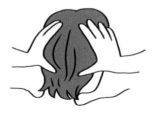

②両手の平を側頭部に当て、親指を襟足のあたり(少し盛り上がっていて押すと痛気持ちいい部分)に添える。そのまま親指で小さな円を描くようにマッサージ。

2 ▶ ツボを押して肌トラブルをケア

実は私は鍼治療も研究しており(薬以外の方法で、がんの人の痛みを緩和したいから)、日本鍼治療標準化学会の代表理事を務めています。凄腕の鍼灸師の先生方にご協力いただき、美容や健康に効くツボを無料のアプリで公開しています(ココハル/kokoharuapp.com)。その中から肌トラブルに効くツボを紹介しましょう。

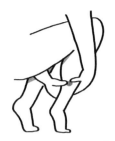

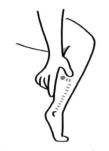

【目の下が気になる場合】
承山のツボ（つま先立ちでアキレス腱をふくらはぎ方向になでていったとき、ふくらはぎの筋肉との境目にある凹んだ部分）を軽く押さえて、ゆっくり3回深呼吸。

【頬が気になる場合】
飛陽のツボ（外くるぶしの一番高いところから膝の外側に向かって指11本分上に行き、そこからふくらはぎ側に向かって指3本分後ろに行った部分）を軽く押さえて、ゆっくり3回深呼吸。

3 ▶ ヨガで柔軟性を上げて、しなやかな印象に

サウナ（50℃）でヨガを行うと柔軟性が向上したという論文（*30）があります。高齢者を対象としており、QOLの環境的側面の改善もみられたそうです。柔軟性が上がると怪我をしにくくなりますし、動きもしなやかになります。ヨガのポーズは問いませんが、代表的なものを紹介しておきます。

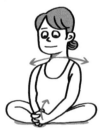

【バッダコナーサナのポーズ】
両膝を曲げ、足裏同士を合わせて両手で足先をつかみ、足を体に引き寄せる。骨盤を立て、鎖骨を横に開くイメージで胸を開いて。

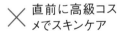

COLUMN

実は無駄！ やるだけ損のサウナ美容

効果がありそうでない、やっても無駄なサウナ美容術を紹介します。

✕ **直前に高級コスメでスキンケア**
汗で流れるだけだからもったいない。

✕ **美顔ローラー**
血流を上げる効果はあるが、そもそもサウナに入ることで血流は上がっている。

✕ **カッピング**
東洋医学の考え方で「悪い血を出す」そうですが、加藤はそもそも否定派です。

激しく入るとメラノサイトが刺激され、肌が黒くなる

　サウナに入ると、肌にとって良いことがある反面、やり方によっては悪いことも起こります。それは「激しく入ると肌が黒くなる」ということ。なぜ、日に焼けたわけでもないのに肌が黒くなるのか、どうすれば防げるのかを説明します。

「ストレスホルモン」が出ると「メラニン」が生成される

　サウナの環境は体にとって過酷なので、「ストレスホルモン」が出ます。すると、遺伝子の構造的に「メラノサイト」を刺激するホルモンが同時に出て「メラニン」が生成されます。

　本来、メラニンは肌の奥深くに紫外線が届かないようにするために作られるので、基本的には紫外線を浴びると生成されます。

　ところが、実は**サウナに入ってストレスホルモンが出ることによっても、生成されてしまう**のです。メラニンは色が黒っぽかったり、黄赤っぽい色をしているため、メラニンが増えるほど肌が黒ずんで見えます。

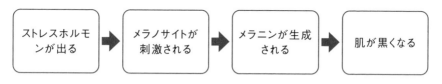

「しんどく感じない」ように入ればメラニンは作られない！

　「もう怖くてサウナに入れない」「肌がきれいになる一方で、黒くもなるって、結局どうすればいいの？」と、思った人もいるかもしれません。でも、大丈夫です。メラノサイトを刺激せず、「赤ちゃんのようなピンク色の肌にする」「肌

をケアする」というサウナの美容メリットを享受する方法がちゃんとあります。

それは、「しんどく感じないように入る」ということ。

1 ▸ 「気持ちがいい」と思える範囲で入る

辛いのを無理やり我慢して入るのが一番よくありません。ストレスホルモンがバンバン出て、メラニンもたくさん生成されてしまいます。だから、**気持ちがいいと思える範囲に留めて入るのが大事**。

「気持ちがいい」の範囲は、そのときの体調や状況によって変わります。いつもと同じ入り方をしていても辛いと感じたら、その日は無理せず軽めにしておきましょう。これはサウナ室に限らず、水風呂も同様です。「熱くて辛い」「冷たくて死にそう」を繰り返すような激しい入り方はやめましょう。

2 ▸ 顔を、タオルやサウナハットで覆う

サウナ室で、しんどいと感じにくいテクニックを紹介します。それは「**顔をタオルで覆う**」こと。サウナハット（頭皮や髪を熱から守るためにサウナ室でかぶる帽子）を目深にかぶるのもよいでしょう。男性も有効ですが、**女性のほうが熱さに敏感で辛いと感じやすいので**、これだけでだいぶラクになるはず。

ちなみに、快適と感じるサウナ室の温度は男性と女性では5℃ぐらい違います。ロシアの研究によると、**男性が最適と感じるのは80〜85℃**。それに対して**女性は70〜80℃**とのこと。ロシア式の高温・高湿度サウナで比較した研究なので、ドライサウナの場合は、もっと男女差が広がる可能性もあります。

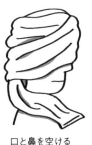

口と鼻を空ける
すっぽりスタイル

のれんスタイル

空間をしのばせる

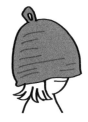

顔の大部分を隠す
サウナハットスタイル

生理2週間前は
外気浴を2倍にする

　生理前は肌が荒れたり、イライラしやすかったりという経験が女性ならあるかもしれません。「卵胞ホルモン（エストロゲン）」と「黄体ホルモン（プロゲステロン）」という2つの女性ホルモンの影響で、肌や心は変化します。サウナは心身に与える影響が大きいので、生理周期に合わせた入り方も知っておきましょう。

生理周期によって肌や心は変化する

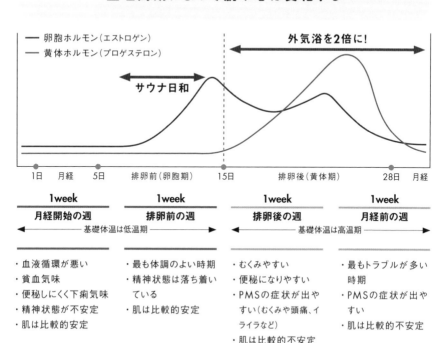

1week	1week	1week	1week
月経開始の週	排卵前の週	排卵後の週	月経前の週
基礎体温は低温期		基礎体温は高温期	
・血液循環が悪い ・貧血気味 ・便秘しにくく下痢気味 ・精神状態が不安定 ・肌は比較的安定	・最も体調のよい時期 ・精神状態は落ち着いている ・肌は比較的安定	・むくみやすい ・便秘になりやすい ・PMSの症状が出やすい（むくみや頭痛、イライラなど） ・肌は比較的不安定	・最もトラブルが多い時期 ・PMSの症状が出やすい ・肌は比較的不安定

※https://www.shiseido.co.jp/sw/beautyinfo/DB008366/をもとに作成

卵胞期（生理後1週間）はサウナにもってこい！

　基礎体温が低温期にあり、卵胞ホルモン（エストロゲン）の量が多く、心身が最も落ち着いた状態。**肌の調子がよく、体調もよい時期です。**この時期は、サウナで美容効果を得るのにもってこい。

黄体期（生理前2週間）はトラブルが増える。外気浴を2倍に！

　黄体ホルモン（プロゲステロン）の量が増えて、眠気が強くなり、疲れやすくてイライラしやすい時期です。**肌も脂っぽくなり、肌荒れしやすいのが特徴。**
　リラックス効果を得るためにサウナを活用したい反面、心身に影響が出やすい時期でもあるため無理は禁物。
　黄体期はなるべく体に負担をかけない入り方をすることが大切です。そのために有効なのが、外気浴の時間を延ばすこと。**いつも以上にしっかり休憩して、ゆったりサウナを楽しみましょう。**

黄体期の入り方

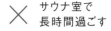 サウナ室で
長時間過ごす

元々よくない行為だが、黄体期はいつも以上に負担がかかるので×。

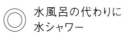 水風呂の代わりに
水シャワー

水風呂が辛い場合は無理はしないように、水シャワーで表面を冷やすだけでもOK。

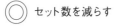 セット数を減らす

無理は禁物。体調に合わせて負担を感じない範囲で楽しんで。

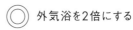 外気浴を2倍にする

サウナ室と水風呂で大きな負担をかけた体を十分休ませることが大事。

サウナ後のスキンケアは
時間帯で使い分ける

　サウナ後はHSPが大量に出ているので、適切にスキンケアをすれば、肌ケア効果がより一層高まります。サウナに入ると肌はどのような状態になるのかを学んで正しいお手入れをしましょう。

スキンケアの種類は3つ

まず前提として、スキンケアアイテムは大きく3つに分かれます。

①モイスチャライザー（水分を与える＝化粧水）
②エモリエント（油分を与えて皮膚表面をコーティングする＝クリーム）
③乳液（①と②の中間くらいのもの）

　これらは、肌の水分・油分の量に合わせて使い分けることが大切です。
　どういうタイミングでスキンケアをしていけばいいか、右のイメージ図（*31、32をもとに著者作成）の3つのフェーズに分けて考えていきましょう。

A：サウナを出た直後（10分以内）
B：サウナを出て10〜60分
C：サウナを出て60分以降

　サウナ室の中〜Aにかけて、**肌の水分量は増加していますが油分は減ります**。汗をかいたり蒸気を浴びたりして肌の表面に水分が蓄えられるものの、肌表面の油分は流されてしまうからです。
　ということは「水分はあるけど油分はない」ので、**油分だけ補給すれば**

OK。むしろ化粧水をバシャバシャつけても、水分はたくさん含んでいるのであまり浸透しません。高級な化粧水を使うのはちょっともったいないかもしれません。

　Bの場合。肌表面が油分でコーティングされていないため、水分はまだまだ失われていきますが、新しい皮脂が形成され始めるので、油分はちょっと回復傾向にあります。ということは、「水分も油分も少なめ」なので、乳液を使うのがよいでしょう。

　Cに関しては、皮脂は依然として少なく、水分も少ないです。「水分も油分も非常に少ない」ので、両方ともたっぷり補給するために、化粧水をつけた後にクリームを使うのがよいでしょう。

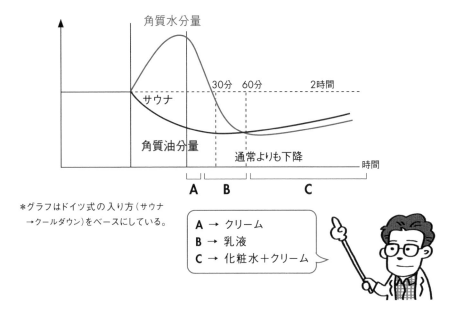

＊グラフはドイツ式の入り方（サウナ
　→クールダウン）をベースにしている。

A → クリーム
B → 乳液
C → 化粧水＋クリーム

　このように、サウナに入ることで肌の水分・油分の量は劇的に変化します。サウナを出たらすぐにクリームで保湿して、帰宅後（60分後）にも念のため化粧水＋クリームで保湿をするとベターです。

どんなアイテムを使えばいいか?

サウナ後に使うスキンケアアイテムは「とびきりいいもの」がおすすめです。しかし、「とびきりいい」の評価基準は、金額ではありません。「純度」です。

スキンケア業界は競争が激しく、各社がしのぎをけずって新しい成分を開発しています。「○○と△△を独自の技術で配合した××エキス」など、色々な成分があります。どれも研究を重ねた素晴らしいものだとは思うのですが、最も安心して使えるのはシンプルな成分です。

というのは、成分が複雑だったり、なじみがない成分であるほどアレルギーになるリスクが高まるからです。人体の長い歴史上、皮膚はバイキンなどの悪いものが入ってくる場所、怪我をして傷ができて、敵が侵入してくる場所なので、知らない何かが入ってきたら基本的には攻撃するようにできています。それによってアレルギーを誘発することがあるので注意が必要です。

エモリエントでおすすめはワセリン、モイスチャライザーはヘパリン類似物質や尿素を含んだもの、グリセリンなど医療グレードあるいはそれに近いもの、かつ、複雑な成分を含まないものを選ぶとよいでしょう。

=== COLUMN ===

実験でわかった! 保湿の大切さ

日本式のサウナの入り方(サウナ・水風呂・休憩を3セット)をした場合、肌の乾燥具合はどうなるのか、30名を対象に調べてみました。

サウナ後15分、30分、1時間で肌の乾燥度を計測。縦軸の皮膚水分量が30%以下は非常に乾燥している状態。直後から乾燥しているのがわかります。でも、保湿剤を塗れば水分量は上昇。保湿の大切さがわかりますね。

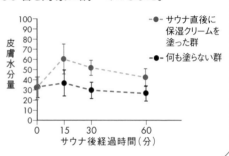

皮膚水分量

- サウナ直後に保湿クリームを塗った群
- 何も塗らない群

サウナ後経過時間(分)

CHAPTER

4

健康が
「ととのう」
入り方

病気予防・健康長寿のために サウナを活用

サウナの本場フィンランドには、こんな古いことわざがあるそうです。

「酒、タール、そしてサウナが役に立たないなら、その人の病気はもう救えない」

酒やタール（木タールの香り）でごまかすことができず、サウナに入っても治らないようならTHE ENDだということです。

それくらい、昔から健康効果が期待されているサウナ。
本当のところ、サウナは病気予防・健康長寿につながるのでしょうか。

答えはYES。みなさんが思っている以上に、素晴らしい効果があります。

サウナは様々な疾病の予防につながる

サウナに入ると、様々な疾患リスクを下げることが報告されています。
歴代大統領や各界のVIPを診ている歴史あるアメリカの病院「メイヨー・クリニック」が、2018年に驚くべき論文（*33）を発表しました。

・うつ病を主とする精神疾患が77%減
・ 心筋梗塞が52%減
・ 認知症が66%減
・ アルツハイマー病が65%減

週に1回しか入らない人と4〜7回入る人を比較したところ、このような結果が出ました。ちなみに、サウナーの中には週に7回以上入る人もいるかもしれませんが、週7回以上入ったデータはないので上限に関しては不明です。
「入れば入るほどよい」とは言えないけれど、**「毎日入るほうがいい」**のは確かでしょう。

　この論文以外にも、「サウナが病気を予防する」という報告がたくさんあります。
　そこでこの章では、

・サウナに入ることでどのような病気を予防できるのか
・そのためには、どういう入り方をすればいいのか

　ということを丁寧に見ながら、簡潔にまとめていきたいと思います。
　さらに、病気を予防するだけではなく、筋トレ効果を上げる入り方や、スポーツを愛する人がサウナを活用する方法など、**健康を増進する取り入れ方も紹介していきます。**

日本は世界屈指のサウナ天国

　厚生労働省によると、2021年度における日本の公衆浴場の数は2万4000軒ほどで、旅館やホテル、簡易宿泊所などは約9万軒あります。この中で、どれほどの施設がサウナを併設しているかは定かではありませんが、「通える範囲にサウナが一軒もなくて困る」ということは、あまりないのではないでしょうか。
　古くから銭湯文化が根付いている日本は、**いつでも気軽にサウナに入れる、世界屈指のサウナ天国**です。これは日本が世界に誇れる財産です。
　病気予防と健康長寿のために、サウナを活用していきましょう。

精神疾患リスクが78％減少！
「うつ」になりにくい入り方

サウナが精神疾患のリスクを減少させるという研究は、先述のメイヨー・クリニック以外からも報告されています。私のSNSにも「うつの患者です。サウナに入ると調子がとてもよくなります。サウナとうつの研究、頑張ってください！」という熱烈な励ましのメッセージが週に1〜2回は届きます。

やはり、うつに関してのサウナの効能は多くの方が感じていることなのかもしれません。途中経過にはなりますが、現時点でわかっていることと、どのようにサウナを利用していけばいいかを説明していきます。

1 ▶ 週に4〜7回サウナに入る人は精神疾患のリスクが78％減

フィンランドの研究（*34）によると、サウナに入る人は精神疾患になりづらいことが明らかにされました。グラフの点線が週に1回しか入らない人、青が2〜3回、黒が4〜7回入る人です。黒の人の場合は精神疾患になるリスクが78％も減少するということが判明しました。メイヨー・クリニックが発表している「77％減」と、ほぼ同じ結果ですね。

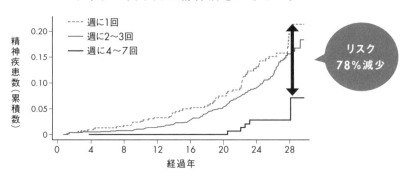

精神疾患リスク　78％減
サウナに入る人は精神疾患になりづらい

2 ▶ 予防だけではなく、すでに「うつ」の人にも効果はあるのか?

　左記のような研究結果が出ているとはいえ、私はこんな疑問を持ちました。「そもそもうつの人はサウナに行かないのでは?　サウナに行ける元気な人だけを対象にしているから、こういう結果が出たのかもしれない。サウナの真の健康効果を知るためには、すでにうつ病を患っている人にサウナに入ってもらって、本当にうつ病がよくなるのか、逆の研究が必要だ」と。

　そんなことを考えていたとき、縁あって20年ほどうつ病を患っているＡさんからご連絡をいただきました。

「薬を飲まないと動けなくなるのですが、加藤先生がＴＶで話していたサウナの入り方をしたら、薬を飲まなくても3日間ほど調子がよくなりました。医学的にすごいことが起こっているのかもしれないと思い連絡したんです。実験に協力させてください」と。

　そして、実験当日。Ａさんは動きが遅く元気もありません。心配なので私も一緒にサウナに入って実験を開始したところ、まるで別人のようになりました。**2セット目以降は驚くほど動きが速くなり、話し方もスムーズになったのです。**これには本当に驚きました。非常に貴重なデータになると思いますが、まだ被験者が1人しかいないため、科学的な議論はできません。

　しかしこれにより、「サウナにはうつ病を予防する効果だけではなく、すでにうつ病の人の症状を軽くする効果もあるかもしれない」と思うようになりました。実際、さらにサウナとうつ病の論文を探してみたところ、**サウナはマイルドなうつ病の人に効果がある**というレポート（*35）もありました。今後も研究を続けていきます。

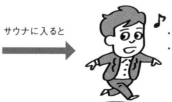

被験者Aさんの場合

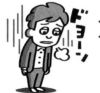

・うつ20年
・薬がないと動けなくなる

サウナに入ると

・動きが機敏に
・話し方もスムーズに

なぜサウナがうつに効くのか？

1 ▸ うつ病を読み解くカギとなる脳回路「DMN」「CEN」

精神疾患のリスクを減らせる理由は、「DMN（デフォルト・モード・ネットワーク）」と関係があると推測されます（*36、37）。

DMNは、脳が意識的に活動していないとき、つまり「ぼーっとしているとき」に働く脳回路です。本人はぼーっとしているつもりでも、意外と考え事をしていませんか？ 「今日は暑いな」「帰りにスーパーに寄ろう」など、とりとめのないことが頭の中を駆け巡っていると思います。これにより、なんと脳の**70〜80％のエネルギーが奪われます**。

逆に、脳を能動的に使っているとき、つまり**集中しているときに働く脳回路**を「CEN（セントラル・エグゼクティブ・ネットワーク）」と言います。CENが活性化しているとき、脳のエネルギー消費量は5％ほどしか上昇しません。企画書を書いたり、プレゼンしたりして、すごく脳を使っていると思いきや、大して脳のエネルギーは使われていないのです。

いかにDMNが脳を疲れさせるかがわかると思います。

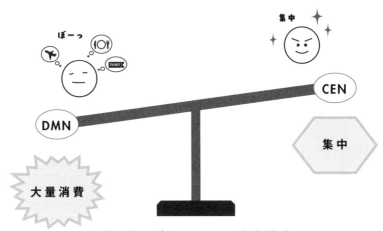

脳エネルギーはDMNで大量消費

2 ▸ うつ病患者者はDMNが過活動している

実は、うつ病患者さんは、このDMNの活動性が非常に高まっていることが報告されています。ごちゃごちゃ考えてしまって、過剰に自分の内側と向き合い、エネルギーをどんどん消費していき、動けなくなるということです。

3 ▸ サウナに入るとDMNが下がる

サウナに入るとごちゃごちゃ考えることはできなくなります。なぜなら、**脳血流が低下するから**。

サウナは血流を促進するので、脳血流も促されそうですが、実際は逆。**サウナに入るとむしろ脳血流が低下するのです。**

2021年に報告された論文（*38）では、色々なセンサーをつけて次の4つの場合の血流を計測しました。お風呂、サウナ、運動、アイソEX（体内のCO_2濃度を保ちながら運動負荷を増やしていくトレーニング方法）の4種類です。

すると脳血流はサウナ以外はどれも若干上がってくるのに、**サウナのときのみ30％も脳血流が減る**という結果が出ました。つまり、脳が働きにくい状態だということ。何も考えられなくなる。思考を強制的に停止できるということです。

だから、DMNが過活動しているうつ病患者さんがサウナに入ると、DMNの活動が抑えられ、脳のエネルギー消費が減り、ラクになると考えられます。

この効果を高めるためには、サウナ室の中でごちゃごちゃ考えないことが大事。サウナ室の中で自分の呼吸に集中するとより効果的でしょう。

「サウナに入るとDMNが下がる」というのは、**精神疾患の抑制だけではなく、脳疲労を取って仕事のパフォーマンスを上げるという意味でも非常に大きい**と言えるでしょう。

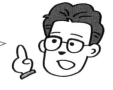

ただし、精神科・神経内科系疾患の薬には体温調節に影響する薬もあるので、要注意。服薬中の方は必ず主治医に必ず相談を！

血管が弾力性を増し、
心筋梗塞のリスクが52%減る

「心筋梗塞」という言葉を聞いたことはあっても、自分には縁がないものだと考えているかもしれません。しかし、2021年の厚労省の発表によると、日本の死亡原因の2位は心疾患（心筋梗塞や狭心症など）です。

　そんな意外と身近で怖い病気を防ぐカギもサウナにあります。メイヨー・クリニックが報告しているように、サウナに入ることで心筋梗塞のリスクを52%も減少させられるのです。

　心筋梗塞を引き起こす主な原因は動脈硬化（血管が柔軟性を失い硬くなること）です。血管が硬くなると心筋に血液を十分送れなくなるので、心筋が栄養不足に陥り壊死を起こすからです。

　したがって、心筋梗塞を防ぐためには「**血管を柔らかく保つこと**」が非常に大切です。

サウナで心筋梗塞のリスクが減る理由

1 ▶ サウナに入ると血管が柔らかくなる

　血管というのは、ただ血液の通り道というだけではなく、**伸縮することで心臓のポンプ機能をアシスト**しています。心臓から血液がドンと出て血管に送られたとき、血管は一瞬拡張します。そして、拡張した血管がしなやかに元に戻ることで、血液がギュッと押し出され、スムーズに流れていくのです。

　それを踏まえて、論文を見ていきましょう。「**サウナに入ると血管が柔らかくなる**」というものです（*39）。

　その論文では、「PWV」というものをもとに血管の弾力性を測っています。

138

PWVというのは、心臓から血液が血管に送られたときに、血管が拡張した後、どれくらいのスピードで元に戻るかを計測したもの。

　血管が硬い場合、拡張した後、硬いスプリングのように、すごいスピードで戻ってしまいますが、血管が柔らかい場合は、ゆっくり戻ります。つまり「PWV」が大きいほど血管は硬いということ。

　そして、サウナに入ったときのPWVの変化を見ると、サウナ前は9.8、プラスマイナス2.4でした。それが、サウナ後は8.6まで低下。

　大体12%程度弾力性が回復していることがわかったのです。

2 ▶ 心臓の負担が減る

　血管が硬いと心臓から血液が出たときに、血管があまり拡張しません。だから出口が狭くなります。出口が狭いということは、心臓が血液をたくさん送ろうと思ったときに、かなり強く働かないといけません。パワーマックスでドカンドカンと拍出しないと全身に血液が行かない状態だということです。

　心臓がパワーマックスになるときというのは、心臓そのものもムキムキになって、より多くのエネルギー（血液）を必要とします。血液を送り出すと同時に、心臓自体も血液が必要になるからです。

　しかし、**心臓に血液を届ける血管も硬くなって道が狭まっていると、血液不足に陥ります。**ムキムキの状態を保たないといけないのに、血液が足りない。そうすると何が起こるかというと、ゾンビのようになります。心臓の筋肉が栄養不足で死んでいき、心筋梗塞を発症してしまうのです。

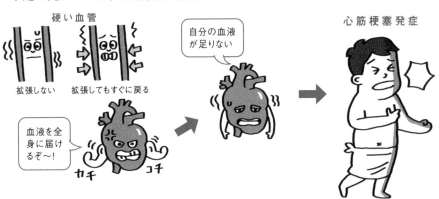

硬い血管

拡張しない　　拡張してもすぐに戻る

血液を全身に届けるぞ〜!

カチ　コチ

自分の血液が足りない

心筋梗塞発症

反対に、血管が柔らかい場合はどうなるでしょうか。

まず、出口が広がってくれるので、心臓がラクに血液を送り出すことができます。当然、ムキムキになる必要もないので、エネルギーを大量に欲することもありません。

3 ▸ なぜサウナで血管が柔らかくなるのか

サウナで血管が柔らかくなる理由は明らかになっていません。しかし、私は「自律神経が活性化することで、血管エクササイズが行われているのではないか」と推測しています。

自律神経の役割のひとつに、血管の状態をコントロールするというものがあります。TPOに応じて伸び縮みさせることで血圧を調整したり、体温を正常に保ったりしているのです。

すでにお伝えしているように、サウナに入ると、交感神経と副交感神経が非常に活性化します。そのため、まるでエクササイズのように血管が強制的に伸び縮みさせられて、弾力性を取り戻しているのではないかと。

メカニズムは不明ですが、サウナに入ることで血管が柔らかくなることはすでに証明されています。疾病の予防に活用していきましょう。

═ COLUMN ═

さらに！　心臓の負担を減らす入り方

サウナは心筋梗塞などの予防効果がありますが、一方で、心臓に負担もかかります。サウナ室→水風呂→外気浴の流れの中で、心臓に一番負担がかかるのは水風呂です。体にやさしい入り方をして事故を防ぎましょう。

息を吐きながら入る

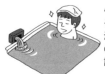

心臓に戻ってくる血液の量が減るので心臓の負担が減る。詳しくはP49

水風呂から手を出す

手を水につけるだけでも血圧は上がるので、手を出すといい。

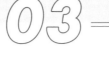

サウナ後1時間半～2時間以内に 寝ると熟睡効果最大!

「**サウナに入るとぐっすり眠れる**」という声をよく聞きます。そして私自身も実感しています。サウナと睡眠にまつわる研究結果を紹介します。

サウナに入ると深い睡眠の時間が2倍に

私自身が被験者となり、愛用の活動計（Garmin vivosport）をつけて、「サウナに入った日」「入らなかった日」で睡眠の状態を比較してみました。

調査は、私の平均睡眠時間である5時間程度の日を比較対象とし、それぞれ5日間ずつ計測しました。

すると、以下のことがわかりました。

・サウナに入った日は入らなかった日に比べて、**平均1.5倍、深い睡眠が延長した。**

・サウナに入らなかった日は、最初に訪れる深い睡眠の時間が49分だったのに対して、入った日は94分に。つまり約2倍に延長した。

深い睡眠は、脳や体の疲労を回復させる効果があるので、深い睡眠を長く取れるというのは、健康上のメリットが大きいです。

また、寝入りばなの段階で訪れる深い睡眠が約2倍に延びるということは、非常に睡眠効率がよいということ。いつもと同じ睡眠時間でも、疲労回復効果の高い睡眠の割合が増えるからです。深い睡眠というのは、睡眠時間を延ばしても得られません。だらだらと浅い睡眠が続くだけで、時間の無駄。大切なのは、寝入りの深い睡眠をどれだけ長く獲得できるか、なのです。

お風呂以上の効果!　ぐっすり眠れて寝起きがよくなる

　2022年の夏、ブレインスリープ社、NTT東日本、ビジネスホテルのドーミーインと一緒に、被験者を増やしてサウナと睡眠の研究を行いました。

　この研究のポイントは、お風呂VSサウナだということです。私が被験者になった先程の実験では、たしかにサウナによって睡眠の質は向上することが確認されました。しかし、「別にサウナじゃなくてお風呂でもいいんじゃないの?」という疑問もわいてきます。

　そこで、お風呂のみの場合と比べてみました。サウナに入るときというのは、お風呂にも入る人が大半だと思うので、「お風呂」VS「お風呂+サウナ」の対決です。

お風呂　　VS　　お風呂　+　サウナ

【被験者】20〜60代の9名
【実験場所】「天然温泉 凌雲の湯 御宿 野乃浅草」
　　　　　　（ドーミーイン和風プレミアムホテル）

【実験期間】2週間
【実験方法】最初の1週間はお風呂のみ。次の1週間はお風呂+サウナ。それぞれ睡眠がどのように変化するかを検証
【評価方法】客観的指標として活動量計、自律神経と脳波計による測定、主観的指標としてVAS（Visual Analogue Scale）法を用いたアンケートにより実施

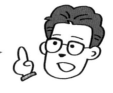

「御宿 野乃浅草」は温泉が出るので、違いが出るか正直不安でした。でも、すごい結果が出たんです

1 ▸ 寝付きがよくなり目覚めもよくなる

　お風呂だけの場合と比較して、お風呂＋サウナは、睡眠潜時（寝付きの良さ）と、離床潜時（目覚めの良さ）が有意に短くなりました。

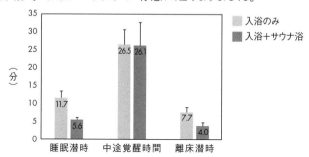

2 ▸ 寝入りばなの「深い睡眠」が延長し、熟睡度も上がる

　元々、睡眠は下記のグラフのように、寝入りばなの「黄金の90分」に深い眠りが訪れ、成長ホルモンが出ます。

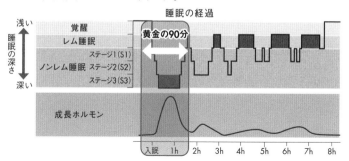

　お風呂だけの場合と比べて、お風呂＋サウナは、寝入りばなに訪れる深い睡眠が延長するとともに熟睡度（デルタパワー）が向上する傾向が見受けられました。

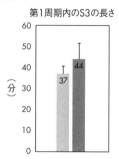

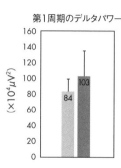

【デルタパワー】
第1周期の深い睡眠時に出現する特徴を持つ脳波であるデルタ波の出現量を表す指標であり「熟睡度」を表す。

3 ▸ 「よく眠れた」と実感

　起床時に行った被験者への質問からは、お風呂だけの場合に対して、お風呂＋サウナの場合は、**リラックス度、疲労感の軽減、目覚めのすっきり感、起床後の活力の点で統計上の有意差が確認されました。**

　以上のことから、**お風呂＋サウナは、お風呂だけの場合よりも、睡眠に与えるメリットが大きいことがわかりました。**

　しかも、この実験は睡眠計などのセンサーをたくさん付けて寝ていてうっとうしいうえ、いつもと違う環境なのでちょっと落ち着かないという状況です。それにもかかわらず、この結果なので、実際はもっと大きな効果を望めるのではないでしょうか。

　サウナに入ると睡眠が改善するというのは本当だったと言える重要な知見になりました。

よい眠りのための条件

　ちなみに、体がどういう状態になるとスムーズに入眠できるか知っていますか？　実は、**眠りのスイッチは、深部体温が体の表面から放出されていくときに入ります。**寝ている赤ちゃんや子どもは体表が温かいですよね。あれは、深部体温を下げるために体の表面から熱が放出されているから。

　つまり、深部体温が下がり皮膚表面の温度が上がっていくときに、眠りのスイッチは入るのです。

　ところが、大人はストレスなどの様々な要因によって、上手に睡眠スイッチを入れることができません。そこで**就寝前にお風呂やサウナで深部体温を強制的に上げると、その後、反動がついて深部体温がぐーんと下がり体表から熱が放出されます。**このスイッチのサポートをすることが、よい睡眠を得るのに役立つのです。

さらに！ 眠りの質をよくする入り方

サウナに入るだけでも眠りの質はよくなりますが、さらに向上させるポイントを２つ紹介します。

ポイント①
サウナに入った後、１時間半〜２時間後に寝る

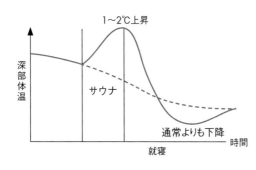

1〜2℃上昇

深部体温

サウナ

通常よりも下降

就寝

時間

左のグラフは、夜の時間帯において、サウナに入った場合（実線）と、入らなかった場合（点線）の深部体温の変化を表したものです。セット数にもよりますが、サウナに入ると深部体温が１〜２℃上がり、その後、通常よりも下降します。深部体温がぐーんと下がると眠気に襲われるので、そのときに布団に入ってしまうがベスト。そのタイミングが９０分後〜２時間後なので、サウナから出て２時間以内に就寝するとよいでしょう。

ポイント②
最終セットは水シャワーで皮膚表面を冷やしてフィニッシュ

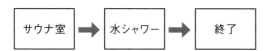

サウナ室 ➡ 水シャワー ➡ 終了

皮膚表面が冷たくて深部は温かい状態でフィニッシュすると、時間とともにそれが逆転していき、上のグラフの「通常よりも下降」がより一層促されます。

脳の老廃物が洗い流されて、
認知症のリスクが66％減少

「サウナに入るだけで認知症のリスクが減る」なんて、にわかに信じがたいと思いますが本当の話です。しかも、なんと66％も減少するという結果が報告されています。

サウナに入ると認知症リスクが66％減少する

東フィンランド大学の研究チームが、国際医学雑誌『age and ageing』オンライン版（2016年12月8日）に、ある論文を発表しました。それは、「**サウナに毎日入る人ほど、認知症になりにくい**」というもの。

中年男性を約2000人集め、サウナの入浴頻度と認知症発症リスクの関係性を約20年に渡って調べたそうです。すると、ほとんど毎日サウナに入る人は、週1回以下しかサウナに入らない人に比べて、軽度の認知障害になるリスクが66％も低かったということが明らかになりました。

認知症の重大なリスクファクターは、脳に老廃物が溜まること

脳はとても大事な場所なので、細菌やウイルスなどの異物が侵入しないように、脳血管の壁は頑丈にガードされています。

しかしその分、**物質交換が起こりにくいため、少しずつ老廃物が脳内に蓄積**していきます。普通の人よりも早めに脳細胞が死んでしまったり、老廃物が蓄積しやすかったりすると、認知症を発症すると考えられています。

したがって、この老廃物をいかに日常生活で洗い流せるかというのが、認知症を防ぐ大事なポイントになります。

サウナが認知症のリスクを減らす理由

1 ▶ 深い睡眠時は、脳の老廃物が洗い流される

2019年に、世界で最も権威のある科学誌である『サイエンス』誌に、**深い睡眠時（ノンレム睡眠時）には、脳の老廃物がたくさん洗い流される**という論文（*40）が発表されました。

実験では、脳を断層化して、血液が行ったり来たりする様子を非常に高精度に測りました。

そもそも、ふだん血液は、動脈という圧力が高いところから、静脈や脳脊髄液と呼ばれる圧力が低いところへ一方向に流れていっています。これは絶対に変わることはないです。

ところが、ノンレム睡眠時は、脳細胞が一斉に休みます。働いていないから血液も必要ないということで、動脈の圧力が下がります。すると、**一時的に、ふだんは圧力が低いところの圧力が上がり、逆流する**んです。それにより、ふだんは滞っている物質の交換が進む。だから、老廃物が洗い流されて認知症のリスクが下がるということです。

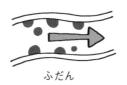

老廃物が溜まる

ふだん

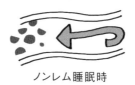

老廃物が洗い流される

ノンレム睡眠時

2 ▶ サウナに入ると深い睡眠が2倍になる

P141で紹介した通り、サウナに入ると深い睡眠が2倍に延長します。つまり、脳の老廃物が洗い流されやすくなると考えられます。

> 認知症リスクを減らすには、ノンレム睡眠を
> 延ばすことが大事なので、P145の「眠りの質を
> よくする入り方」をしましょう

風邪を引きにくくするには
サウナ後4時間以内に就寝がベスト

　少し前の研究になりますが、1990年にオーストリアのウィーン大学がサウナと感染症にまつわる論文（*41）を発表しました。

　50人を2つのグループに分け、半分は週に2回以上サウナに入るグループ、もう半分はサウナに入らないグループとして、両グループの風邪の罹患率を6か月にわたって調査したというものです。

週に2回以上サウナに入ると、風邪を引くリスクが約50％減

　すると、サウナに入る人はそうでない人に比べて、約50％も風邪にかかる率が低かったそうです。

　さらに興味深いことに、前半の3か月間は、両者が風邪を引く確率はほぼ同じだったけれど、後半の3か月は大きな差が出たとのことです。これは、サウナを日常に取り入れたことで、免疫細胞が元気になったと考えられます。

サウナに入ると免疫細胞が元気になる

　サウナに入るとHSPが出るという話をP33でいたしました。HSPはダメージを受けた細胞を修復してくれますが、それには、免疫細胞も含まれます。免疫細胞は、体外から侵入した異物や病原体などを認識し、攻撃する免疫反応をおもに担当する細胞のことです。

　サウナに入ると、免疫細胞も元気になって、風邪や感染症にかかりにくくなるのではないかと考えられます。

　この効果を最大化するには、HSPをうまく利用することが決め手となります。それが、次のページで紹介している入り方です。

さらに！　風邪を引きにくくなるサウナの入り方

サウナで深部体温を38℃以上にしてHSPを大量に出現させ、最大化するタイミングで布団に入るのがポイントです。

① サウナで深部体温を38℃以上にする

深部体温が38℃を超えるために必要なセット数の求め方
　①38－平熱＝X
　②X÷0.6＝必要なセット数

② HSPが最大化するタイミング（4時間後）までに就寝

右のグラフ（*27）は、深部体温が38℃のときのHSPの出現の仕方を表したものです。深部体温が38℃に達することで発現したHSPは、どんどん出続けて4時間後にMAXに。その後は徐々に下がっていき約2時間で終了します。したがって、サウナを出てからHSPが最大化する4時間後までに食事を補給してベッドに入ると細胞の修復がスムーズに行われます。

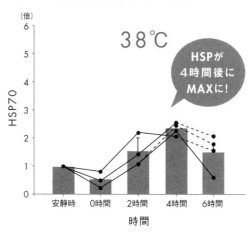

38℃

HSPが4時間後にMAXに！

＊折れ線はそれぞれの被験者、棒グラフは平均値を表す

疲労物質が強力に押し流されて、
肩こり・腰痛が和らぐ

長時間デスクワークをしている人から、立ち仕事や肉体労働をする人まで、日本人の多くが、肩こり・腰痛に悩まされています。

大丈夫、これらの不調もサウナが解決してくれます。

サウナに入ると疲労が取れるという報告があります（*42）。

理由は2つ。1つ目は、**温熱効果によって筋肉が柔らかくなり、血流が増加**することで、肩こりや腰痛が改善すること。

2つ目は、万病の元とされる**炎症が減少し、活性酸素が減る**（*43）からです。

つまり、単純に筋肉が柔らかくなるだけではなく、活動によってダメージを受けた組織（この場合は肩や腰）の炎症を取り除き、治りやすくして、さらに抗酸化作用によってダメージを受けにくい体質に変えてくれるということです。

お風呂よりもサウナのほうが疲労物質を洗い流せる

サウナ室に入ると、心拍数が通常の2倍程度まで上がります。ある調査によると、サウナ室に入ることで心臓のポンプ機能は70％程度上昇することが報告されています（*44）。それにより、**筋肉への血流が増加し、疲労物質が洗い流され、筋肉疲労が回復します**（*45）。

ちなみに、サウナはお風呂とよく比較されますよね。たしかに、お風呂も疲労回復に効果はありますが、それは主に水圧と温熱効果によるものです。基本的に交感神経は活性化せず、心拍数があまり上がらないため、**サウナほどの「疲労物質の洗い流し効果」**は期待できないと言えるでしょう。

さらに！　肩こり・腰痛を和らげるマッサウジ

サウナに入るだけでも肩こりや腰痛は和らぎますが、さらにサウナ室の中でマッサージ（マッサウジ）を行うと効果的です。ただし、あまり強くグリグリすると、汗が出なくなる（P201）ので注意！

【肩こり】

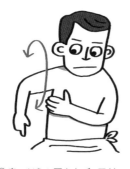

①痛いほうの肩を上げ、反対の手で大胸筋（胸や脇の下のあたり）をつかむ。気持ちがいい部分を押しながら肩全体を後ろへゆっくり回す。柔らかくなったら前へ回す。

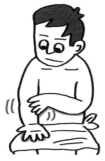

②手のひらを上に向け、手首からひじのあたりまでの腕の側面をはさむようにしてもむ。ぐりぐりせず、軽くでOK。

【腰痛】

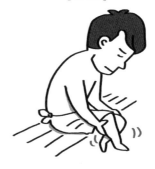

①腰をおろし、ふくらはぎをやさしくマッサージする。

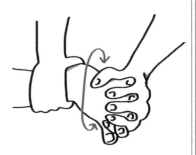

②足の指の間に手の指を1本ずつはめて、足の甲の足指のすじを広げるようにして深く組む。そのままゆっくり回す。

冷え性の人ほど、
水風呂にしっかりつかるほうがいい

「冷え性だから水風呂は無理です」と言われることがあります。気持ちはわかります。元々体が冷えやすいのに、水風呂でさらに冷やしたら大変なことになると思いますよね。

　ところが、実は冷え性の人ほど水風呂に入ったほうがいいのです。その秘密は自律神経にあります。

冷え性は自律神経の機能低下

　そもそも不思議ではありませんか?　同じ部屋にいるのに、Aさんは手足がぽかぽかしている。片やBさんは手足が冷えている。同じ空間なので温度は同じです。

　では、何が違うのか。両者を分けているのは、自律神経の機能の差です。Aさんは機能が高いけれどBさんは低い。そのせいでBさんは手足の体温が低下しているのです。

　自律神経の役割は色々あり、心臓を動かす、血管を拡張・収縮するなど、意識しなくても勝手に動いているものはほとんど自律神経がコントロールしています。体温調節もそのひとつです。自律神経は非常に微細なコントロールをしていて、例えば、洋服に覆われているところは温かいので、血管を拡張して体温を放出しようとする。反対に、肌が露出しているところは冷えるので、血管を収縮して体温を逃がさないようにするという具合です。

　しかし、これほどきめ細かな働きをしているのに、24時間休めません。休んでしまって、心臓が動かない、体温を保てないとなると人間は死んでしまうからです。

　しかも、自律神経は延髄に中枢があるのですが、神経細胞があまり多くあり

ません。

　数が少ないので、深夜バイトのような感じで、多彩な機能を同時にこなしています。1人しかバイトがいないのに、ドライブスルーの客が来て、カウンターにも来て、掃除もして、盛り付けもしてという**ワンオペ状態**。

　だから、放っておくとどんどん神経がすり減り機能が低下していくのです。

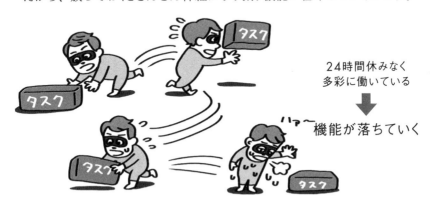

24時間休みなく
多彩に働いている

機能が落ちていく

自律神経の機能を上げる方法

　自律神経の機能を上げるためには、基本的に1回強い刺激を与えて、ポンと活性化することが大切です。

　色々なファンクションを半クラッチのような形でずるずる使うと機能がどんどん落ちていくので、ひとつのことに集中させてあげるのです。

　1回ぱっと極限まで使うと、神経の使い方が効率化するので復活します。

　どうやってひとつのことに集中させるのか。その答えは水風呂にしっかりつかることです。肩まですっぽり体を沈めて、「今は体温を守ることが最優先」と自律神経に思わせて、それだけに専念させましょう。

　だから、**冷え性だからといって足だけつけるのは最悪**です。体の部位によって体温調節の仕方が変わるので、**自律神経の仕事が増えて機能低下を防げません**。それによって冷え性に拍車がかかるという悪循環に陥ります。

　冷え性に限らず、「自律神経を鍛えたい」と思っている人は水風呂にしっかり入ることをおすすめします。

5日でどんどん汗をかきやすく！
熱中症のリスクも下がる

　よく質問されるのが「熟練サウナーは、汗をかきやすくなるのではないか」ということ。確かに、初心者はサウナ室に入ってもなかなか汗が出ません。しかし、熟練サウナーは、みるみるうちに汗がふきだすことを経験的に感じている人も多いのではないでしょうか？

　サウナと汗は切っても切れない関係ですから、サウナと汗については様々な研究がなされています。

5日連続のサウナ入浴で汗のかきやすさMAXに

　では、実際、サウナによく入る人は発汗しやすくなるのでしょうか？

　発汗の基準としては、何℃を超えると汗が出るかという「閾値（いき）」と、どのくらいの勢いで汗が出るかの「感度」の2つがあります。

　サウナ浴によって「閾値」と「感度」の両方が上昇する（*46）という研究も

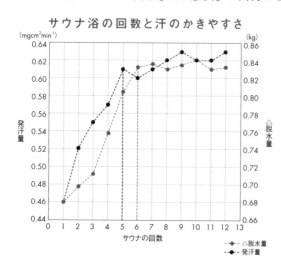

サウナ浴の回数と汗のかきやすさ

ある一方で、閾値は変わらず「感度」だけが高まるという研究（*47）もあります。

　いずれにしても、サウナに入ると発汗の「感度」が高まる、すなわち、汗が勢いよく出るようになるのは事実のよう。

　では、どのくらいサウナに入ればその効果が出て

くるのでしょうか？　それを表すのが左のページのグラフ（*48）です。

　これによると、**毎日サウナに入った場合、5日目まではどんどん汗をかきやす**
くなり、それ以降は汗のかきやすさのペースが緩やかになるようです（90℃相対
湿度5〜15%のサウナを15分3セット行った場合）。

サウナ浴の前後には、水分補給を

　汗の大きな役割は体温調節をすることです。サウナ中に出る汗の量は、肌
の水分量や温度、湿度などの要因によって変化しますが、サウナ内では人体
は、失われる水分を最小限に抑えるように温度調節を行おうとします。そのた
め、**肌の乾燥や発汗不足を防ぐには、サウナに入る前に肌に適切な水分を**
補給しておくことが大事です（*49）。

　また、サウナでは大量の水分が失われますから、**サウナ前後には、水や電**
解質を多く含む飲料で水分補給をすることも大切です。

サウナで熱中症予防もできる

　サウナに入ると汗をかきやすくなるということは、体内に熱がこもらず、体温
上昇が抑えられるようになるということです。これは、**つまり「熱中症になりに**
くくなる」ことだと言えます。

　熱さに体が慣れることを「暑熱順化」と言い、熱中症や夏バテは「暑熱順
化」がうまく行かないために起こります。

　サウナに入ると「暑熱順化」に好影響があるという研究が複数あります
（*50、51）。まとめると、サウナに入ることで

・**体温の上昇が緩やかになる**
・**体温の上昇が抑えられる**（論文によって異なるが、0.2〜0.4℃程度）
・**1回のみでも効果があるが、習慣的に入ったほうが効果が高い**

　サウナに入って、夏バテ知らずの体になりましょう。

筋トレ効果を高めたいなら
「サウナ→軽めの筋トレ(低負荷運動)」

　サウナが運動に与える影響は、医学界でも「役に立つ」「役に立たない」と賛否が分かれています。なぜ意見が真っ二つになるのか。その原因と、サウナを運動に役立てる方法を見ていきましょう。

サウナが運動に役立つかは、組み合わせで決まる

「サウナ」×「運動」と言っても、サウナに入る前に運動をするのか、それとも入った後にするのか。また、その運動は高負荷運動なのか、それとも低負荷運動なのかなど、組み合わせは複数あります。

　私はこれこそが、**「サウナは運動に役立つか論争」を巻き起こしている根本的原因**だと思います。

　ある人は、サウナに入った後に高負荷運動をすることを指して、「体に負担がかかりすぎる。だからダメ」と言う。また、ある人は、違うパターンを指して逆の主張をする。これでは、議論がかみ合わないのは当然です。

　そこで、この項ではなるべくフラットな視点で、状況を整理していきたいと思います。

「サウナ→運動」VS「運動→サウナ」

　まず押さえておきたいのが、サウナに入るタイミングについてです。運動前に入るのか、それとも運動後に入るのか。それぞれの役割を踏まえて考えてみましょう。

　運動前に関しては、ウォームアップが目的です。体を温めて動きやすくすることで怪我をしにくくしたり、運動の序盤のパフォーマンス向上に役立つことが

報告されています（*52）。

　これに対して、**運動後に入る場合は、疲労回復やリカバリーといったメンテナンスが目的**になります。

　このように、そもそも役割が異なるので、目的別に最適な入り方をしましょうというのが基本的なメッセージです。

サウナ → 運動	運動 → サウナ
ウォームアップが目的	**メンテナンスが目的**
・怪我をしにくくする	・疲労回復
・序盤のパフォーマンス向上	・リカバリー

**目的別に最適な入り方を
することが大切**

「サウナ→運動」は、運動が高負荷・低負荷によって評価が変わる

　運動前にサウナに入る場合は、その運動が高負荷なのか低負荷なのかによって良し悪しが変わります。

低負荷運動の例	高負荷運動の例
・軽いジョギング	・本格的な筋トレ
・ヨガ、ストレッチ	・短距離走など
・軽い筋トレ	・ジャンプを含む瞬発的な運動

1 ▸ 「サウナ→高負荷運動」はよくない

　運動の負荷を表す単位として「1RM（one-repetition maximum）」というものがあります。人によって違うのですが、1回だけギリギリできる最大の負荷の運動を「1RM」と言います。効果的に筋トレをするためには、60〜80％1RM程度の強度で行うのがよいとされています（ただし近年は、整形外科的外傷や高血圧につながるという報告があるので注意が必要です）。

　しかし、**高負荷運動の前にサウナに入ってしまうと、筋力を増強するために**

運動しても増強しづらくなるという欠点があります。

　また、なるべく長い間、高負荷の運動をしたほうが筋トレの効果は上がりますが、持久力も下がってしまい（*53）、全然もたなくなるということが報告されています。

　さらに、高負荷で筋トレをすると血圧が上がりますが、サウナでも血圧が上がるので、血圧が上がりすぎてしまってよくないという側面もあります。

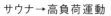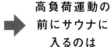

| サウナ→高負荷運動 | 筋肉肥大…↓ down
持久力……↓ down
血圧………↑ up | 高負荷運動の
前にサウナに
入るのは　✕ |

2 ▸ 「サウナ→低負荷運動」はよい

　ある論文（*54）によると、**低負荷運動（30％1RMの強度で長時間、8回繰り返し×3セット）の前にサウナに入るのは非常によい**とされています。

　軽い運動の前にサウナに入ると、筋肥大が増えます。

　また、遅発性筋肉痛（運動後数時間〜翌日・翌々日など時間を置いて起こる筋肉痛）が和らぐということも報告されています（*55）。さらに、血圧を下げる効果も報告されています。

| サウナ→低負荷運動 | 筋肉肥大………↑ up
血圧……………↓ down
遅発性筋肉痛…↓ down | 低負荷運動の
前にサウナに
入るのは　◯ |

> 筋トレ効果を高めたいなら
> サウナ→軽い筋トレがおすすめ!

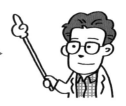

筋肉疲労を取りたいなら「運動→サウナ」
お風呂と合わせるとさらに効果的

　もう少し、サウナと運動について見ていきましょう。今度は「運動→サウナ」の場合について。運動後にサウナに入る目的は、疲労回復やリカバリーといったメンテナンスにありますが、結論から言うと、**かなり良いです。お風呂と比較しても、サウナならではの回復効果を得られること**がわかっています。

「運動→サウナ」はスピーディに疲労を和らげる

1 ▶ サウナに入ると乳酸値が23.7%下がる

23km歩行後サウナに入浴させた場合の血中乳酸値の変動

非入浴安静群 サウナ入浴群		歩行前	歩行後 入浴前	回復60分後 入浴中	回復120分後 出浴30分後
非入浴安静群 （コントロール群）	平均	20.2	27.8	26.3（－ 5.2%）	27.5（－ 1.3%）
	偏差	4.2	3.3	2.8（ 6.9%）	3.7（ 3.0%）
サウナ入浴群 （実験群）	平均	20.3	31.7	24.1（－19.9%）	23.2（－23.7%）
	偏差	1.9	7.7	2.4（ 19.4%）	2.0（ 13.1%）

乳酸値
すごい変化！

　1971年とかなり古い論文（*56）ですが、とても面白い研究をしています。被験者を、東京の品川から神奈川の横浜まで徒歩で23㎞歩かせて乳酸を溜めさせ、一方はサウナに入る、もう一方は入らないという研究です。

　サウナに入ったグループと入らなかったグループで、血中の疲労物質である乳酸値の変動を見るというもの。

　グラフの上側がサウナに入らなかった場合、下側がサウナに入った場合なのですが、非常に劇的な効果が見てとれます。

　サウナに入らなかった場合、乳酸値はほぼ変わりません。 マイナス1.3%で

す。それに対して**サウナに入った群は、なんとマイナス23.7％。**

　サウナによって乳酸値の低下が非常に速くなり、スピーディに筋肉の疲労感が和らぐということが報告されています（*57）。

　ですから、**運動後に筋肉が疲れたなというときは、サウナに入ると非常に有効**だと言えます。

2 ▸ 「運動→お風呂」でも乳酸値は同じくらい下がる

　ここで気になるのが、サウナではなくてお風呂だったらどうなるかということ。調べてみると、30℃、35℃、38℃のお風呂に入った場合の乳酸値の変化を調べた論文（*58）がありました。

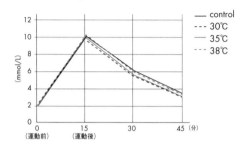

　この論文によると、どんな温度のお風呂でも、サウナと同じくらい運動後の乳酸値がすみやかに減少することがわかりました。

　従って、運動後の疲労を和らげるにはお風呂とサウナを組み合わせるとより効果的だと言えそうです。

睡眠の質が上がり、パフォーマンス向上に役立つ

　アスリートのようにハードな運動をする人は、運動後、睡眠時間が7％短くなり、睡眠の質も2％低下することが報告されています（*59）。睡眠時間と質の低下は、パフォーマンスの低下に直結すると言われているため、改善することが非常に大事。しかし、P145で紹介した通り、**サウナに入ってから2時間後に寝ていると睡眠の質が上がるうえ、乳酸値も下がります。**スポーツに親しんでいる人はサウナを活用するメリットが大きいと言えるでしょう。

パフォーマンスを上げるサウナの入り方

サウナに入るタイミングは、目的に応じて使い分けるべきだというのがわかったと思います。それでは、具体的にどのような入り方をするとパフォーマンスの向上に役立つのでしょうか？　サウナ→運動、運動→サウナに分けて紹介します。

【 サ ウ ナ → 運 動 】

サウナ室 → 水風呂（水温高め＆短時間）× 1〜2セット

目的は体温を上げることにあります。そのため水温が15℃以下はNG（15℃以下だと体の深部まで冷えることが報告されています。水風呂1℃につき0.3℃、1分あたり0.2℃下がる*60）。水温は17〜18℃程度として30秒以内にするのがよいでしょう。また、外気浴を行うのはリラックスしてととのうためなので、体温上昇を目指す場合は省略。なおかつ1〜2セット程度の軽めが◎。

【 運 動 → サ ウ ナ 】

サウナ室 → 水風呂 → 外気浴 × 3セット

目的は、運動によってダメージを受けた部分を修復することです。血流を促し、休息する効率を上げることが大切なので、王道の入り方がよいでしょう。

> ちなみに、アスリートが減量目的で
> サウナに入る場合は…
>
> ドライサウナよりもウェットサウナが◎。また冷水浴を行うことで心理的な負担を大きく減らすことができ、結果的に減量の効率が上がります。ただし、減量の後期（試合の1か月前から）は水分を摂取していなくても水風呂に入ると体重が増加することがあるので、減量初期〜中期に冷水浴を取り入れるとよいでしょう

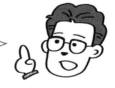

《まとめ》サウナ×運動

＼ ウォームアップが目的 ／	＼ メンテナンスが目的 ／
サウナ → 運動	**運動 → サウナ**

高負荷
（本格的筋トレ、短距離走、ジャンプ）

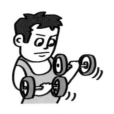

    ✕ 筋力肥大　↓down
    ✕ 持久力　↓down
    ✕ 血圧　↑up

低負荷
（ジョギング、ヨガ、軽い筋トレ）

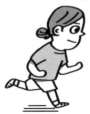

    ◎ 筋力肥大　↑up
    ◎ 血圧　↓down
    ◎ 遅発性筋肉痛　↓down

◎ 乳酸値　↓down

┄┄┄┄┄┄┄┄┄┄┄┄┄┄┄
◎ お風呂と組み合わせると
　乳酸値さらに↓down
┄┄┄┄┄┄┄┄┄┄┄┄┄┄┄

◎ 遅発性筋肉痛　↓down

◎ 睡眠の質　↑up
　（2時間以内に寝るとよい）

〈サウナの入り方〉

サウナ室→水風呂（水温高め＆短時間） ×1〜2セット	サウナ室→水風呂→外気浴 ×3セット

11

自分の体に合わせた
負荷の少ない入り方

　サウナを安全に楽しむためには、過酷な環境に耐えられる肉体が不可欠です。「過酷な環境に耐えられる肉体」とは、具体的にどういうものを指すのでしょうか。また、条件をクリアできるか微妙なラインの人は、どうすればいいのでしょうか。サウナでどのように体が変化するのかを踏まえて、個々の体に合う負荷のかけ方を考えていきましょう。

サウナを安全に楽しめる肉体的条件3つ

　簡単に言うと、**若くて健康な人ならサウナは問題なく楽しめます**。具体的には次の3つが必要です。

1　**自律神経の十分な調節機能**
2　**血圧変化に耐える血管弾性**
3　**自律神経に応答できる心機能**

　サウナ室→水風呂を繰り返すことで、自律神経はめまぐるしく働きます。体温や血圧を、その場その場で適切に調節することで、恒常性（体の内部や外部の変化にかかわらず生理機能が一定に保たれる性質）を保っているのです。
　逆に言うと、自律神経がめまぐるしく働けない場合は、体を安全に保つことができません。**子どもや高齢者は、自律神経の機能が未熟であったり、衰えていたりするため注意が必要**です（サウナ×子どもの詳しい研究報告はP210で紹介します）。
　また、**血管が血圧の変化に耐えられるかどうかも大事**。血管の内側に圧力がかかったときに、しなやかに伸びるか？　それともカチンコチンで対応でき

ないか？　はたまた、ボロボロで破けてしまうか？

　さらに、たとえ十分な自律神経機能があったとしても、その命令に応答できる心機能がなければ、体は負担に耐えられません。

サウナ室→水風呂→外気浴で体はどう変化するのか

　上記3つの条件を楽々クリアした人であれば、「ギリギリまで攻めたい」と考えるかもしれませんし、どれかに不安がある人は「どうやって入ればいいんだろう」と思うことでしょう。

　そこで、**サウナ室→水風呂→外気浴で、血圧や自律神経がどのように変化するか**をまとめました。

　これをもとに「水風呂のときは血圧が一気に上がるのか。自分は高血圧気味だから軽めにしておこう」「心機能には自信があるから、心置きなく楽しもう」など、入り方を考える指標にしてみてください。

1 ▸　「血流」は中心部と皮膚表面で異なる

　血流は、中心部と皮膚表面に分けて説明します。

　まず、サウナ室に入ると熱いので、熱を放出するために皮膚表面の血管が拡張します。それによって、**皮膚表面の血流は増え、反対に中心部は減ります**。しかし、水風呂に入ると今度は冷たい。そこで、体温をなるべく逃がさないように、皮膚表面の血管が収縮します。それにより、**皮膚表面の血流は低下し、反対に中心部の血流は増加します**。

　そして、外気浴でいずれも平常時に戻ります。

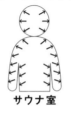

サウナ室

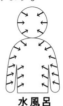

水風呂

2 ▸　「心拍数」は心臓の血液量が多いVS少ないで変化する

　心拍数はサウナ室で上がります。どんどん血液を回して、熱を放出させる

必要があるからです。また、サウナ室にいるときは皮膚表面の血流が増加しています。そのため、中心部である心臓に戻ってくる血液の量が減ります。そうすると、一気に充填してドーンと送り出すのではなく、こまめにポンピングする必要が出てきます。その結果、サウナ室内では心拍数が上がります。

　水風呂に入ると、血液が体の中心部に戻ってくるので、心臓にもたくさん血液が集まってきます。 そのため、心臓はこまめに動かなくても、1回ドクンと動くだけで、たくさん血液を送り出せるようになります。だから、心拍数は下がります。

　そして、外気浴で平常時に戻ります。

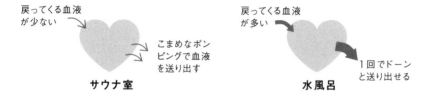

戻ってくる血液
が少ない

こまめなポン
ピングで血液
を送り出す

サウナ室

戻ってくる血液
が多い

1回でドーン
と送り出せる

水風呂

3 ▸ 「血圧」は水風呂で一気に上がるので注意！

　サウナ室では、心拍数が上がっている（少ない量をこまめにポンピングしている）ので、その分、血管にかかる圧力は弱まります。

　水風呂では、心臓が血液を一気にドーンと送り出しているので、血管にかかる圧力が急激に増します。 水風呂に入っているときに心臓がバクバクしたことがあるかもしれませんが、それは、心臓が1回あたりに送り出す血液量が増えて、1発1発が大きくなっている証です。

　外気浴では平常時に戻ります。

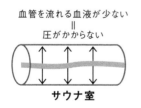

血管を流れる血液が少ない
＝
圧がかからない

サウナ室

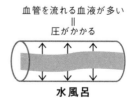

血管を流れる血液が多い
＝
圧がかかる

水風呂

4 ▸ 「自律神経」はめまぐるしく変化

　まず、サウナ室に入ると最初は「温かい」という心地よさを感じるため、リラックスしたときに活性化する副交感神経が優位になります（*61）。

しかし、すぐに「熱すぎる！　これは生命を脅かす緊急事態だ」ということで、興奮や緊張したときに活性化する交感神経が一気に優位になります。

そして水風呂。「冷たすぎる！　危険!!」。体はさらにびっくりして、交感神経がより一層活性化します。

外気浴では、「やっと安全地帯にきたぞ」と一安心。それにより、深いリラックス状態になるため、副交感神経が急上昇します（*62）。

サウナ室→水風呂→外気浴時の体の変化

	サウナ室	水風呂	外気浴
血流	（中心部）↓ （皮膚表面）↑	（中心部）↑ （皮膚表面）↓	（中心部）→ （皮膚表面）→
心拍数	↑	↓	→
血圧	↘	↑↑	→
自律神経	（交感神経）↑ （副交感神経）↷	（交感神経）↑↑ （副交感神経）↓	（交感神経）↘ （副交感神経）↑↑

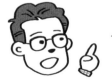

自分に合った入り方で
健康をととのえていきましょう

生活が
「ととのう」
入り方

サウナの多様化でライフスタイルに
合わせて選べる時代に

コロナ禍を経て、サウナはさらなる盛り上がりを見せています。

コロナで人の動きが止まったことで、その間に老朽化した施設をリニューアルするところがたくさんありました。

しかも、普通にリニューアルしても面白くないから、**独自の方向性を打ち出す施設がどんどん誕生しました**。とにかくスタイリッシュだったり、個室だったり、自然豊かな場所で楽しめたり。

その結果、様々な人のニーズにガチッとはまって、ユーザーの裾野が広がり、たくさんの人がサウナの素晴らしさに気がつきました。

また、コロナ禍で都会から人が一度引いて、地方に注目が集まったこともサウナブームを後押ししたと思います。地方にサウナ好きが集まったことで**個性的なサウナが全国各地に新設されて**、JALが「サ旅」を企画するなど、**地方創生にもつながりました。**

自分のライフスタイルにぴったりのサウナを

こうして、スタイルやユーザーが多様化したサウナは、今や生活の一部と言っても過言ではありません。職場、家、旅行にまで広がり、ときに恋愛や人脈づくりにも役立つほど（本当です）。

サウナには、心身のみならず、生活そのものをととのえ、豊かにする力があります。

この章では、ますます多様化するサウナの楽しみ方や、生活への取り入れ方を紹介していきたいと思います。

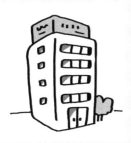

職場

サウナをビジネスに活用する企業が増えている。

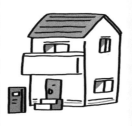

家

自宅のお風呂をサウナ化する人も。

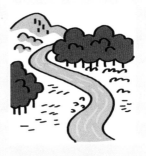

アウトドア

大人気な一方、正しい知識がないと事故の恐れが。

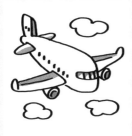

旅（地方創生）

サウナを目的とした新しい旅のカタチも注目！

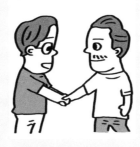

人脈づくり

フランクな状態になるから会話が弾み仲も深まる。

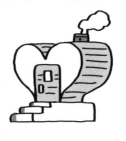

恋愛

サウナとの意外な共通点が恋愛を発展させる!?

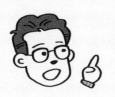

サウナで生活をととのえていきましょう

経営者はサウナを活用すべし?
ビジネスに効く「オフィスサウナ」

　社員向けにサウナの講習会をしたり、サウナでミーティングをしたり、オフィスにサウナがあったり。サウナを活用する企業が増えています。「仕事中にサウナ!?」とびっくりするかもしれませんが、**実はサウナとビジネスは相性**がいいのです。企業がサウナを活用する理由と現状をお伝えします。

　私の元には企業からの講演依頼がよく届きます。
　経団連やJAL、三井物産などからも「サウナと健康について語ってください」という依頼がありました。メンタルダウンや社員のパフォーマンス維持のために、大企業がサウナに関心を抱いている証だと言えるでしょう。

オフィスにこそサウナ!　サウナがビジネスに効く6つの理由

　私は、サウナとビジネスは相性がいいと思っています。なぜなら、オフィスにサウナがあると、従業員に多くのメリットがあるからです。
　その理由を6つ紹介します。

1 ▸ サウナ後の脳は「瞑想をした状態」に近い
　サウナに入った後、脳に起こる主な変化がこちら。
☐ DMN（P136参照）消費量が減る→脳疲労が取れる
☐ α波が正常化する→集中力が上がる
☐ 右頭頂葉の一部にβ波が増加する→アイディアが浮かびやすくなる
☐ デルタ波が低下する→覚醒度が上がる
☐ 頭頂連合野が活性化する→感覚が研ぎ澄まされてゾーンに入る
　どうでしょう。この状態は、瞑想をした状態に近いと言えるのではないでしょ

うか？（サウナが脳に与える影響について詳しく知りたい方は前著『医者が教えるサウナの教科書』をチェックしてみてください）2022年には、福岡県糸島市の温浴施設に所属する方によって、**サウナはマインドフルネス効果がありストレスを軽減することも報告**されています（*63）。

　瞑想やマインドフルネスは、Googleやインテル、米国防総省なども研修として取り入れているポピュラーな方法です。しかし、コツや慣れが必要であり、初心者は効果が低いことが報告されています（*64）。

　そう考えると、「入るだけで瞑想効果を得られるサウナ」に企業が注目するのは非常に合理的だと言えるでしょう。

2 ▸ ストレスが軽減する

　交感神経と副交感神経を大いに刺激することで、極上のリラックス効果が得られます。

3 ▸ 欠勤率が29％減少

　サウナなど温冷浴により、**風邪にかかりにくくなり、欠勤率が29％下がる**ことが報告されています（*65）。

4 ▸ 血色がよくなって好印象を与える

　サウナに入ることで血液循環が促進されます。熱によって血管が拡張し、血液の循環がよくなるため、体内の栄養素や酸素を効果的に運ぶことができるのみならず、毛細血管密度の上昇、酸素濃度の上昇により血色がよくなります（詳しくはP112）。これにより、**健康そうではつらつとした印象を相手に与える**ことができるので、**交渉の場でも有利に働くことが期待できる**でしょう。

5 ▸ 健康への効果

　CHAPTER4で紹介したように、サウナは心臓病や高血圧、認知症などの病気の予防に効果があります。会社にとっては、**有能な社員を守ることができます**し、働く側からしても、**健康であることは人生を謳歌する土台**となります。

CHAPTER 5

生活が「ととのう」入り方

6 ▶ 強いチームができ上がる

オフィスにサウナがある場合、**従業員同士の交流が増える**ことが期待できます。サウナに入ることで、各自のスキルや能力、経験などがシェア・拡大され、目標を達成できる強いチームを築くことができるでしょう。

サウナで業績アップ!? 活用する企業たち

サウナとビジネスの相性のよさを見抜き、サウナを活用する企業が少しずつ増えてきています。例えば、私が知っているだけでも下記のような企業があります。

1 ▶ オフィスに本格サウナがある「タマディック」

名古屋にあるエンジニアリング企業のタマディックには、『LUOVA Sauna』という本格的なサウナがあります。デザインしたのは、世界的建築家である坂茂氏。**社長の森實敏彦さんは、社員とサウナに入って親睦を深めている**そう。

2 ▶ 「6人用サウナ」「ソロサウナ」がある「JINS」

2023年の本社移転に伴い、「せっかく自社ビルを作るなら、みんなが集まる理由がほしい」とサウナを設置。ミーティングにも使える**6人用**と集中できる**ソロサウナ**を用意。サウナ用眼鏡を発売するなどサウナ愛が強いです。

3 ▶ ミーティングをサウナで行う「コクヨ」

サウナ好きの社長秘書・川田直樹さんが社内にサウナ部を発足。**コワーキングスペースをサウナ**（スカイスパYOKOHAMA）に作って、ミーティングを行ったりしています。

サウナをビジネスに活かす企業は、今後も増加していくことでしょう。あなたの会社でも取り入れてみてはどうでしょうか？　まずはサウナ部を発足させるのもよいでしょう。

「地方創生サウナ」がアツイ! サウナ旅の楽しみ方

　自治体でサウナを作りたいという要望が最近増えており、私の元にも頻繁に相談が寄せられます。**サウナが人を呼び込む目玉アイテムとして注目されている**ということです。サウナを軸に、活発化している地方創生サウナの現状をお伝えします。

日本に世界一のサウナを作る!「ヴァルス計画」が進行中

　私が仲間と運営している会社で「ヴァルス計画」というものを進行しています。「ヴァルス計画」は、日本に世界一のサウナを作ることを目的としたプロジェクトです。

　世界一のサウナといっても、決して豪華絢爛なものを目指しているわけではありません。日本には、世界に誇る自然や伝統技術、文化があります。でも、昔はよかったけれど、現代の生活にはマッチしていないものがけっこうありますよね。それを、サウナを通してもう一度見直し、地域社会全体の価値を高めていきたい。そうやって**オンリーワンの世界一のサウナを作ることが、日本の価値を高めることにつながる**と考えています。

　こんなことをしていることもあり、私の元には自治体から「サウナを作って地方創生に役立てたい」という声がたくさん届きます。

地元の魅力が詰まった「地方創生サウナ」

　「サウナを作りたい」という自治体に足を運び、どんなサウナがいいかを考えていくわけですが、欠かせないのは地元の方々にお話を聞くことです。

　伝統技術の職人さんや農家の方、名産品のメーカーの方など、その地域

のことを深く知っている方のお話を聞いていると、私の場合、自然と脳内がサウナ変換されていきます。「それ外気浴に最高じゃないですか」みたいな感じで自然と。そうやってみんなで地域の良さを活かした妄想を持ち寄って、「こんなサウナはどうかな?」という話をして、楽しみながら作っています。

今回はその中から2つ例を挙げて「地方創生サウナ」を紹介します。

1 ▸ 島根県の温泉街「時津風」https://tokitsukaze.satoyamainstall.com/

木材などは当然、地元のものを使います。中でも面白かったのは「石州瓦」です。日本の瓦は温度調節をするために、わざと湿度を含むようにできています。でも、島根県は雪が多いので、**石州瓦は湿度を含まないように1300℃くらいでカチカチに焼いてある**そう。そこで思ったのが「サウナストーンに使えるのでは?」ということ。

実は**サウナストーンは、なんでもいいわけではなく、品質管理され安全性が確認されたものしか使ってはいけません**。変なものを使うと爆ぜたり欠けたりして危ないので、高温になっても問題ないか試験が行われているのですが、その試験の温度が実は約1300℃。石州瓦を焼き締める温度と同じなのです。

そこで、**サウナストーンの代わりに石州瓦を使う**ことに。石州瓦は鬼瓦も有名なので造形をしている鬼師の方に話を聞いたところ「いろんな形を作れますよ」ということだったので、形もちょっと遊んでみることになりました。

また、石見焼の代表的な商品である水瓶が置かれていたり、ここでしか味わえないサウナが完成しました。

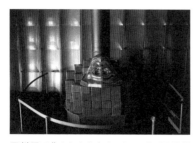

石州瓦で作られたサウナストーンと、石見神楽の面師が製作した恵比寿様。

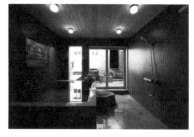

ゆとりある大きさの水風呂。奥の外気浴スペースには石見焼の水瓶も置かれている。

2 ▶ 京都の丹後地方「ぬかとゆげ」https://nuka-yuge.com/

　きっかけは、サウナ好きのクリニックの院長から連絡をいただいたことでした。整形外科なので、「スポーツ医療の一環としてサウナを作りたいです」と。

　場所は丹後地方。いわゆる観光地ではなく田園地方です。

　換気システムが整備されていて、全室フレッシュエアーが供給されるほか、地下水掛け流しの水風呂、地元産の木材を使ったオリジナルのととのい椅子、フィンツアー所属のノーラさんがプロデュースした本格フィンランドサウナ、地元天橋立で大量繁殖している牡蠣の殻を壁に使用するなど、こだわりが満載。さらに、地元名産の米の糠を使った酵素風呂とサウナのハイブリット浴で肌がつるつるに！

　こんな感じで**ユニークな特徴がたくさんあるのですが**、**最大のポイントはユニバーサルサウナがあること**です。やはり、オーナーが整形外科医だということもあり、ここは最大のこだわりでした。

　ユニバーサルサウナとは、端的に言うと、障がいがある方でも楽しめるサウナです。例えば、サウナ室。車いすユーザーの場合は入ることが困難ですし、ましてや上の段に上るのは難しいです。そこで、オーナーである吉岡先生は、バリアフリーにしたのはもちろん、下からしっかり温度が上がる特殊なストーブを輸入しました。これなら、車いすに乗ったまま十分な熱さを味わえます。さらに、クリニックの理学療法士さんがサポートしてくれるので、障がいのある方も安心してサウナを楽しめます。

　地元の魅力とオーナーのこだわりが掛け合わさったこの施設は、唯一無二の地方創生サウナだと言えるでしょう。

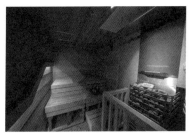

車椅子のままサウナに入れるユニバーサルサウナ。上にたまった温かい空気を下に吸引するエストニア製のストーブがある。

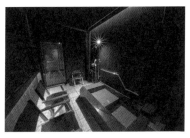

水風呂は、スタンダードな地下水の水風呂と、鉄分を多く含んだ地下水の水風呂の2種が設置。水温は年間通して17〜18℃。

本格派も妄想派も！
自宅でととのう「うちサウナ」

　育児に忙しいお父さん・お母さん、もっと行きたいけれど懐事情で我慢している人など、気軽にサウナに行けない人が自宅で楽しむ「うちサウナ」が、ちょっとしたブームです。自宅でいつでもととのえたら最高ですよね。「うちサウナ」の取り入れ方を紹介します。

大切なのは妄想力！　自宅で「ととのう」を再現

　コロナ禍を機に「#うちサウナ」が加速しました。検索すると色々な投稿があって面白いです。

　例えば、
・「湯船につかりながら傘をさしてスチームサウナ状態」
・シャワーカーテンが自作の「北欧（※有名なサウナ施設）」
・インフィニティチェアに寝転がって「入ったつもり」…etc.

　もはや妄想選手権と化しています。「みんな色々工夫して楽しんでいるんだなぁ」と思うと、頬がゆるみます。

お風呂でサウナ効果を得る方法

「お風呂でサウナ効果を得る方法はありませんか？」とよく聞かれます。
　42℃のお風呂に15分入ると1.6℃深部体温が上昇します（*66）。これはウエットサウナ（60℃）2セット分に相当します。それを踏まえた入り方を紹介します。

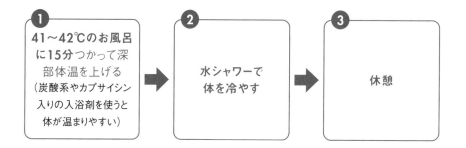

① 41〜42℃のお風呂に15分つかって深部体温を上げる（炭酸系やカプサイシン入りの入浴剤を使うと体が温まりやすい）

② 水シャワーで体を冷やす

③ 休憩

ただし、長風呂は疲れを感じやすい傾向があるため、朝は不向きです。夜であっても入りすぎには注意してください。

また、**サウナのように自律神経に対する刺激は大きくない**ので、「脳疲労」を取る効果などはあまり期待できません。肉体の疲労を取りたい場合に試してみてください。水分補給もお忘れなく！

自宅にサウナを作る

大規模な工事をするのは難しいと思うので、比較的簡単に設置できるサウナをいくつか紹介します。

1 ▸ 電話ボックス型

室内に置けますが、床の耐荷重対策が必要です。また、一般家庭で標準の**100V**だと**60℃程度**までしか温度が上がりません。200Vにすれば通常のサウナと同等の熱さになります。値段は100万円前後。

2 ▸ 簡易式のフードサウナ

簡易フードの中に椅子を置いてそれに座り、首から上だけを出す方法です。大きく分けて、遠赤外線方式とスチーム方式があります。

遠赤外線方式は、ものによっては70℃くらいまで上がります。中はパネルなのでメンテナンスがラク。スチーム方式は、フードにスチーマーをつけて内部に蒸気を入れて熱します。遠赤外線方式よりも熱くなりますが、中が水浸しになるのでメンテナンスが面倒。1〜2万円から購入できます。

3 ▸ カスタムオーダー

　サウナブームを受けてカスタムオーダーも価格がリーズナブルになってきており、スペースに余裕があれば比較的自由に設置できるようになってきています。

　例えば、**国産サウナメーカーの「the HOUSE」**は、サイズや外観を好みのものに変更できるオプションサービス・カスタムオーダーを65万円（税抜）から受け付けています。「部屋のサイズに合わせてサウナの幅・奥行き・高さを変更したい」「大人数で使えるように横長にしたい」「熱を味わえるように座面を高くしたい」など、色々な要望に対応。これから家を建てようと思っている人にとっては、とてもよいサービスだと思います。

4 ▸ バレルサウナ

　庭先や露天風呂などに設置できる**屋外用の樽型のサウナ**。広い土地が必要なので、ちょっとハードルは高いですが、見た目がかわいいです。木製なので、中に入ると豊かな木の香りを楽しむこともできます。

　製造が比較的容易であることから一般的になってきており、日本各地の木材を用いたモデルも誕生。最大の課題であった断熱性も改善されてきているので、今後ますます需要が高まりそう。

5 ▸ サウナトレーラー

　普通自動車で牽引できるサウナトレーラー。家の中に作るというよりは、所有して、使いたいときに好きな場所で楽しむスタイルです。中に薪式のサウナヒーターがあり、ロウリュも可能。300万円ほどと、若干の工事費がかかります。ただし、法規制や許認可の扱いが定まっていないので、その辺りの整備が今後の課題。個人で所有するほか、遊休地の税金対策でも注目が集まっています。

　また、広い庭がある方は、次の項で紹介するテントサウナを庭で楽しむ方法もあります。

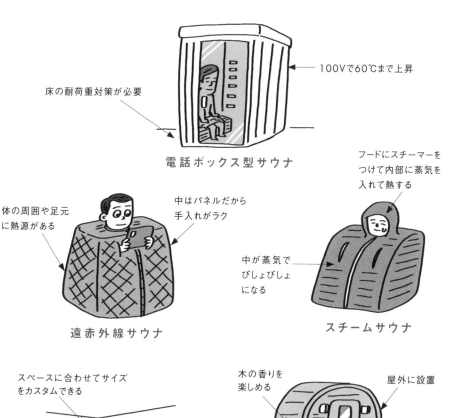

100Vで60℃まで上昇

床の耐荷重対策が必要

電話ボックス型サウナ

フードにスチーマーを
つけて内部に蒸気を
入れて熱する

体の周囲や足元
に熱源がある

中はパネルだから
手入れがラク

中が蒸気で
びしょびしょ
になる

遠赤外線サウナ

スチームサウナ

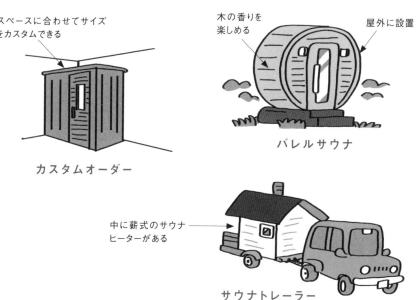

スペースに合わせてサイズ
をカスタムできる

木の香りを
楽しめる

屋外に設置

カスタムオーダー

バレルサウナ

中に薪式のサウナ
ヒーターがある

サウナトレーラー

空前の大ブーム! 「アウトドアサウナ」を安全に楽しむポイント

　自然が多い場所でテントサウナを設置して楽しむアウトドアサウナは、近年急速に普及しました。そのため、まだまだ未成熟な分野であり、**危険な製品や利用方法が野放しになっているのが現状**です。何か事故が起きても、人里離れた場所には救急車もなかなか来ないし、大きな病院もありません。だから自分の身は自分で守ることが大事。

　アウトドアサウナを安全に楽しむポイントを紹介します。

アウトドアサウナグッズは、安全性が追いついていない

1 ▶ 危険な製品が出回っている

　規制がなく、認可もない。それがアウトドアサウナグッズの現状です。各業者が独自に製造しており、多くは輸入品、もしくは輸入品のコピーです。商品紹介文に「自己責任で楽しんでください」というような一文を載せて言い逃れをしているところもあります。唯一サウナストーンは、あるメーカーのものを国が介入してリコールをしていましたが、**ほとんど野放しの状態です**。

2 ▶ 安全性が高いメーカーは?

　「日本テントサウナ安全協会」にご協力いただき、比較的安全性が高いメーカーを右ページに紹介します。

特に怖いのは「一酸化炭素中毒」

1 ▶ 換気が悪いと一酸化炭素中毒になる

　密閉空間で薪ストーブを使うと一酸化炭素中毒になる恐れがあります。一

おすすめのメーカー

Sotoburo https://www.sotoburo.jp/	スタイリッシュなテントサウナや、ととのいチェアなどを展開。テントサウナはレンタルサービスもある。
モルジュ https://saunacamp.net/shop/tent	歴史が長く、サウナ愛好家の中では有名なテントサウナメーカー。
Iam Sauna https://iamsauna.stores.jp/	日本製で使いやすい。テントサウナやテントサウナ用ストーブ、サウナストーン、ロウリュ桶、ひしゃく、アパレルグッズなどサウナアイテムが一通りそろう。
NOPPA sauna https://oltas.jp/noppasauna	日本発のアウトドアサウナブランド。約60秒で設置できるポップアップ式のテントサウナや、独自構造の二次燃焼機構を設け、クリーンな排気を叶えるテントサウナ用薪ストーブなどを展開。
ミマサカサウナ https://mimasakasauna.com/	オリジナルテントはすべてのパーツが国内産のため、補修点検が容易。スタッフが出向くテントサウナのレンタルサービスもある。

チェック&メンテナンス

ToDo	怠るとどうなる？
使用後は煙突のすすをきれいに掃除する	・すすが火種となって火災の原因になる ・排気が不完全になり一酸化炭素中毒になる恐れがある
サウナストーブは、1箇所に負荷がかかりすぎないようにする	天板が歪み、その結果一酸化炭素が逆流することがある
ロウリュはストーンが温まってから行う	天板が歪み、その結果一酸化炭素が逆流することがある
ストーンを積んでいる部分に亀裂が生じていないかチェックする	亀裂から一酸化炭素が逆流して事故につながる

酸化炭素は無味無臭なので危険を察知できません。「炭素チェッカーを入れておけば大丈夫ですよね？」と言われることがありますが、**炭素チェッカーは濃度が非常に高くならないと反応しません**。濃度が低くても体内ではどんどん酸素が不足していくため、気づかないうちに中毒症状が進行していることもあるので危険です。

2 ▸ チェック&メンテナンスで事故を防ぐ!

　定期的にアイテムの状態をチェックすることが、事故を防ぐためには欠かせ

CHAPTER 5

生活が「ととのう」入り方

---

①防火用の水を用意
火が出たときに、すぐ水をかけられるようにしておく。

②テントをしっかり固定し、四方をしっかり張る
テントサウナは難燃性の布製品が多いとはいえ、火がつけば燃えます（製品の中には低コストにするために一部の布だけを難燃性にしているものもあるので注意が必要です）。そのため、テントが風で動いて薪ストーブに接触し、丸焦げになることも。

③テント室内でストーブ周囲の安全を確保
うっかり薪ストーブに触れてしまい、火傷をする人も多いので注意。ストーブをガードするものを設置するなどして、距離を保てるようにする。

④もしも火傷をしたらすぐに冷やす
ストーブに触れて火傷をしたら局所をすぐに冷やす。水ぶくれができた場合は破かないほうが傷痕がきれいに治る。ガス管が破裂したなど、爆発によって気道熱傷（鼻や口など空気の通り道が火傷すること）が生じた場合は、窒息の恐れがあるためすぐに救急車を呼ぶ。

ません。例えば、煙突にすすが残っていると、空気の通り道が狭まることで排気が不完全になりますし、それが火種となって火事になることもあります。ストーブは、ストーンを積み重ねる部分に亀裂が生じていることが意外とあります。そこから一酸化炭素が逆流すると危険です。アイテムが劣化していたら、安全重視で買い替えることをおすすめします。

事故を防ぐ！ アウトドアサウナを行うときの実践ポイント

1 ▸ 事前の準備で火災・火傷を防ぐ

備えあれば憂いなし。しっかり準備して楽しみましょう。上記を参考に！

2 ▸ サウナ専用ストーンを使う

SNSで「ストーンが足りなかったので河原の石で補充しました」というような投稿をたまに見かけますが、非常に危険です。というのは、ストーンの隙間に水が浸透していると、ロウリュをしたときにストーン内の水が気化し、圧力の関係でパーンと破裂する恐れがあるからです。石の成分によってはアスベストが出ることもあるので、**必ずサウナ専用ストーンを使用しましょう。**

煙突効果を高めるポイント

①新鮮な空気を送る
テントサウナの下にある空気を入れる穴をふさがない！ 定期的にテントドアを開けて換気することも大事。

②薪をくべるときは短時間で！
ストーブや煙突が密閉されていないと一酸化炭素が漏れ出てしまう。

③薪ストーブはテントサウナ専用品を使う
屋外用や折りたたみ式は密閉性が低いため、一酸化炭素が漏れ出る恐れがある。また、折りたたみ式はロウリュをすると変形し、密閉性がより損なわれるため危険性大。テントサウナ販売業者が、屋外用の薪ストーブとテントサウナをセットで販売していることもあるので注意。

④煙突が温まるように炎を絶やさない
煙突が温まらずにストーブだけが温まっていると煙突効果が出ない。炭火や熾火（おきび）は火力が弱く、煙突が温まらないうえ、一酸化炭素が大量に発生するのでNG。

⑤煙突を延長する
煙突は長いほうが煙突効果は高まる。同じものを追加で買って合体させたり、追加煙突キットとして販売されているものを活用するのもあり。ただし、長いほど風で倒れやすくなるので、無風の状態でも追加するのは2本までがベター。

サウナの本場フィンランドの場合、サウナストーンは「橄欖岩」（かんらんがん）しか使わず、さらに表面にコーティングを施すなど安全面を徹底しています。

3 ▸ 「煙突効果」を高める

有害ガスをテントから排気するためには「煙突効果」を高めることが大切です。煙突効果というのは、煙突入り口の空気が外気よりも温かくなることで軽くなり、**スムーズに排気されていく**こと。効果を高めるポイントは上記の5つです。

4 ▸ 風速10m以上の日は勇気ある撤退を！

雨が降っていてもテントサウナはできますが、風が強い場合（風速10m以上）は危険が伴います。テントが横風で動いたり、煙突が倒れたり、煙突に風が吹き込んで煙が抜けなくなる「逆風現象」が起きる恐れがあるからです。「楽しみにしていたし、せっかくここまで来たんだから……」という気持ちはわかりますが、「強風の日はやらない」と決断することも大切です。

人脈づくりに有効!
プライベートも仕事も世界が広がる

　私自身、サウナーになってから人脈が鬼のように広がりました。**感覚的には2000%くらい**。普通に生活していたら全く絡みがなかったような人とも、サウナという共通項を通じてとても仲良くなれました。

サウナが人脈づくりに向いている理由

1 ▶ 「サウナの中に身分はない。あるのは上段と下段だけだ」

　上記は私の好きな言葉のひとつです。サウナ室の中では皆平等で、職種も年齢も関係ありません。だから色々な人と出会えます。

　また、いつもスーツでお目にかかっていた方と、裸と裸の極限状態で膝を突き合わせると一気に仲良くなれます。取り繕う余裕もないので、その人の本質的な部分も見えてきます。

　要するに、プライベートでは**新しいタイプの友だちが増える**し、**仕事相手とも親交が深まる**。それにより、世界がどんどん広がっていくということです。

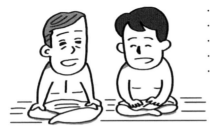

・サウナ室の中では身分は関係ない
・職種も年齢も関係ない
・裸と裸の付き合い
・極限状態を共有
・その人の本質的な部分が見える

仲が深まる

2 ▶ フィンランド人はサウナを外交目的で使っている

　2021年に報告された論文（*67）によると、フィンランド人はサウナを外交目的で活用しており、しかもそれが非常に役立っていることが確認されたそう

です。フィンランドの会社の多くはサウナ室を持っていて、お得意様や関係性を深めたい人とサウナに一緒に入るそう。「ぶっちゃけどうなの？」みたいに、**素直な気持ちで触れ合えるのがメリット**だということです。

サウナを人脈づくりに活かす方法

1 ▶ 「良いサウナがあるから行きませんか？」と誘う

　これは私の鉄板テクです。「ちょっと仲良くなりたいな」という人がいる場合。「ゴルフ行きましょう」だと、ちょっといやらしい感じになるし時間も取ってしまう。「飲みに行きましょう」はZ世代などの若い世代には敬遠されるので微妙です。だから**「良いサウナがあるからちょっと行きませんか？」**と誘ってみる。

　その人が元々サウナ好きなら、どのみちサウナには入るはずだから変に時間を奪わずにすみます。サウナーではない場合も、気持ちのいい時間を共有できるので自然と仲良くなれます。おすすめですよ！

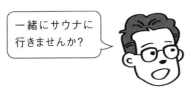

一緒にサウナに行きませんか？

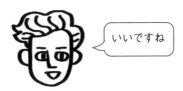

いいですね

2 ▶ サウナ後にミーティングをする

　サウナに行きたい相手が異性の場合は、一緒に入ることはできません。そんなときは、サウナ後にミーティングやサウナ飯（サウナに入った後の食事）を楽しみましょう。各自サウナに入って、みんなでととのえた後に、コワーキングスペースやサウナ飯で語り合うのです。

　サウナに入ると、**脳の右側の頭頂葉の一部が活性化するので、感覚が鋭くなります**。だから、サウナ飯はとてもおいしく感じられます。薄味のものでも満足できるし、濃い味のものはより濃く感じます。

　また、α派が正常化してリラックス効果が高まることにより、感情的にならなくなります。だから、**議論が白熱して言いすぎてしまうような失敗は起こりにく**いし、平和な気持ちでトークに集中できます。

女性はSEX前、男性はSEX後にサウナ。
実はすごい「サウナ恋愛術」

「サウナ恋愛術とはなんぞや？」と思うでしょうが、意外と私は本気で、**サウナを恋愛に活かすのはアリ**だと考えています。その理由を説明します。

PTSDの研究でわかった、サウナを恋愛に活かす方法

近年、PTSDの研究によって「記憶を上書きする方法」が解明されつつあります。そしてそれはサウナに応用できる。しかも、恋愛に応用できるかもしれないと私は考えています。

1 ▸ 脳に適度な刺激を与えると、記憶が上書きされる!?

PTSDというのは、嫌な記憶がフラッシュバックして辛くなる状態を言います。解決するためには、嫌な記憶を消去できたら一番いいのですが、なかなかそうもいきません。そこで、近年の医学的アプローチとして、**「記憶を上書きする」という手法**が研究されています。

どういうことかと言うと、脳に適度な刺激を与えることで、嫌な記憶の上に、新しい記憶を上書きできる可能性が示唆され始めているのです。

2 ▸ サウナは脳を刺激する

P170で触れたように、サウナに入ると脳は刺激され、様々な変化が起こります。それにより、**記憶を効率的にインプット**できることが論文でも報告されています（*68）。

だから、「第一印象で失敗した人」や「友だちとしてしか見られていない人」などは、気になる相手とサウナに行けば（これがすでにハードルは高いですが）、新しい記憶（良い印象）を相手に効率的に植え付けることで、挽回でき

るかもしれません。

SEXをする前に、男性はサウナに入ってはいけない

　情熱的に愛を深めたい場合の注意点があります。

　男性は、SEX前にサウナに入るのをやめましょう。理由は、サウナで分泌されるホルモンにあります。

1 ▸ オキシトシンが出ると、男性は安らかな気持ちになる

　サウナに入るとオキシトシンというホルモンが分泌されます。これは家族と一緒にいるときに出るホルモンで、家族愛を高めるような作用があります。そのため、**男性の場合はオキシトシンが出ると、気持ちが落ち着いてやる気がなくなります。**休日に家族で一緒にいると、お母さんは家事や子どもの面倒を見るために忙しく動いているのに、お父さんはゴロゴロ寝ていることがありますよね。あれは、実はホルモンも影響しているのです。

2 ▸ オキシトシンが出ると女性はアクティブになる

　男性と女性では、バイオロジカルな反応が異なるので、**女性の場合はオキシトシンが出るとアクティブになります。**

3 ▸ 女性はSEX前、男性はSEX後にサウナに入るとよい

　サウナに入るとオキシトシンが出ることによって、**男性は安らかなゴロゴロモードになり、女性はアクティブになります。**

　だから、情熱的に愛を確かめ合いたいなら、女性はSEX前、男性はSEX後にサウナに入るのがおすすめです。

　ちなみに、「ゴロゴロモードになって家事や育児を手伝ってくれなくなるなら、旦那さんにサウナなんて行ってほしくない」と思った女性もいるかもしれません。でも、影響はサウナに入った直後だけで、ずっとは続かないので大丈夫です。

サウナのスタイルも利用者も！
多様化が加速中

　ひと昔前は、「サウナといえば銭湯にあるもの」でしたが、今は様々な形式のサウナが普及しています。「こもりたい人」「お得に楽しみたい人」など、種々のニーズに対応すべく、サウナ業界は勢いを増しています。

　また、利用者の幅が広がり、大学生、さらには高校生の間でもサウナはちょっとしたブームになっているようです。

個室、サブスクなど新たなスタイルが出現！

1 ▶ 落ち着いて入れるのが最大の魅力「個室サウナ」

　最近は、個室サウナが非常に増えています。

　個室サウナの最大のメリットは、他人を気にせず落ち着いて入れることです。ひとりで集中したいときや、旅行気分でリセットしたいときに利用するのがおすすめです。

　「おすすめを教えてください」とよく言われるので、私が好きな個室サウナも紹介させていただきます。

私が好きなのは

・「ソロサウナtune」（東京・神楽坂）
・「ぬかとゆげ」の個室サウナ（京都・京丹後市）
・「SPA&HOTEL 水春松井山手」の個室サウナ
　（京都・京田辺市）
・「森のスパリゾート 北海道ホテル」のサウナ付き
　個室（北海道・帯広市）

2 ▸ サウナは個室・それ以外は共有の「ハイブリッド型」

　ハイブリッド型も増えています。**サウナは個室だけれど、水風呂やそのほかのスペースは共有**というスタイル。個室サウナに比べると価格が抑えられるのと、サウナ室ではひとりで集中できるので、いいとこどりができます。

SAUNA RESET Pint https://pintsauna.com/	男性・女性のフロアに分かれた9階建てで、外気浴のスペースもあり。個室サウナは全29室。寝そべって利用できる余裕のある設計。東京・浅草。
PARADISE（男性専用） https://paradise-mita.com/	歴史ある銭湯がスパ施設にリニューアル。水風呂は温度が異なる2種類を完備。レディースデーもあり。東京・三田。
東京浴場 https://245tokyoyokujo.com/	深さ85cmのブランデー樽の水風呂や、小さな本屋さんが集まって作るフロナカ書店街なども人気。東京・西小山。

3 ▸ 頻繁に行く人は断然お得「サブスクサウナ」

　月額や期間ごとの定額料金でサウナに入り放題なのが「サブスクサウナ」です。メリットは、**ヘビーユーザー**ほどお得になること。また、設定されている会員数にもよりますが、あまり混みません。「オールドルーキー」はご招待いただいて利用したことがありますが、すごくよかったです。

サウナタイムパス https://saunatimepass.jp/	賛同施設ごとに設けられた一定の条件を満たすことにより、サウナや銭湯の施設の入館料が無料に。月額1200円。
HOTTERS24 https://hotters24.com/	24時間年中無休。オリジナルサウナは80、90、100℃の温度に設定できる。個室。入会金4400円。月額10890円〜（店舗により異なる）。
オールドルーキーサウナ https://oldrookiesauna.com/	六本木、渋谷、新宿、銀座に施設があり、店舗ごとに会員を募集。入会金1万6500円、月額1万8700円〜（店舗により異なる）

> 月会費制のサウナ付きのスポーツジムなども
> サブスクサウナといえますね！

学生サウナー、不登校サウナーなど、年齢や用途も多様化

1 ▶ 大学生、高校生にまでサウナが浸透中

　私が知る限り、早慶、東大、九大にはサウナサークルがあります。彼らは、みんなでサウナに入りに行って、その後ご飯を食べるというスタイル。

　ひと昔前は、飲み会サークルのようなものがたくさんありましたが、それに代わってサウナサークルが生まれているのだとしたら、とても健康的です。

　体にいいし、気持ちがいいし、仲良くなれるし、ご飯もおいしい。しかも、2次会、3次会と永遠に続く飲み会に比べて、サウナは眠くなるので1次会でサクッと終了できます。お財布にもやさしいので、サウナサークルは大いにアリだと思います。

　また、大学生や高校生からもなんとサウナ取材のオファーが。「自由研究でサウナを扱いたいから取材をさせてください」と。快く応じさせていただきましたが、ものすごい勢いで社会実装が進んでいる印象です。

2 ▶ 不登校児がサウナに通って登校できるようになったケースも

　私のところには、うつ病や体調不良などで悩んでいる方から激励のメッセージがよく届くのですが、その中に、学校に通えない子からのメッセージがありました。

　その子は中学の頃から不登校で、今は高校生。ずっと引きこもっていて辛いと。

　でも、サウナブームで「サウナに入ると気持ちがラクになる」というような情報を見て、親と一緒に個室サウナに入ってみたそうです。そうしたら、非常によい影響があった。今まで機会がなくて話せなかったことも、親にスラスラ言えて、すごく気持ちがラクになったそう。その結果、登校できるようになったそうです。

CHAPTER

6

これは逆効果！
心身に
悪い入り方

運動と同じ。やり方を間違えると逆効果になる

「サウナは体に悪い」と思っている人はまだまだ多いです。「昔サウナに入ったことがあるけど、熱くて死にそうだった」「知人がサウナで倒れたと聞いて、怖くて入れない」という方もいるでしょう。かくいう私も、サウナーになる以前は、サウナというものを怪しんでいました。

しかし、様々なエビデンスを確認し、自分を実験体として研究を重ねてきた今は断言できます。「サウナは体にいい。運動と同じくらい素晴らしい！」と。

「運動は体に悪い」という人はいない

サウナは軽い運動と同じくらいの負荷がかかります。だから、平たく言いえばサウナと運動は同じようなものです。

ところが、世間一般の扱いは異なります。

サウナの場合は、例えば芸能人の方が倒れたというニュースがあると、「やっぱりね」「サウナは体に悪い」というリアクションになりがちです。

でも、運動の場合は、たとえマラソンで人が倒れても、しかも死亡してしまったとしても「運動は体に悪い」とはなりません。誰もが、やり方次第だということをわかっているからです。

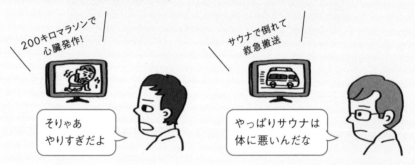

サウナには「良い入り方」と「悪い入り方」がある

当たり前と言えば当たり前ですが、**体に好影響を与えるサウナの入り方**と、**悪影響を与える入り方**というものがあります。

好影響を与える正しい入り方はすでに本書で伝えてきました。ですから、ここでは悪影響を与える入り方について説明します。

大まかに言うと3つ。

> **1.過激すぎるもの。**
> 体が耐えられる負荷を超えてしまい、ダメージを負います。
>
> **2.肉体的条件によるもの。**
> 男性・女性、高齢者・子どもなど、性や年齢によって体の状態は異なります。
>
> **3.いつ誰がやっても悪影響があるもの。**
> 人体の構造上、ダメなものはダメということもあります。

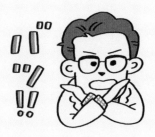

この章では、上記3つの視点から、NGな入り方を紹介していきます。

サウナのいい面ばかりではなく、**きちんと悪い面・危ないところを啓蒙してい**くことが、サウナを運動並みの健康インフラに押し上げるためには欠かせません。NGな入り方を知り、サウナの安全性を高めていきましょう。

こんなときはNG「飲酒後」「満腹時」「風邪を引いている」

　医者はよく「医学的に○○してはダメですよ」と言いますよね。この本もそうです。でも、実際に体験してみて初めてわかることもあります。知識や理論に従うだけでは「お前、本当は何もわかってないんじゃない?」と、私自身、自分で自分に突っ込みを入れたくなります。

　だから、やってみました。自分の体を使って様々なサウナの入り方をしたときのデータを取ってみたのです。

　その詳細はEPILOGUEで紹介しますが、ここでは「元々、医学的にダメだということが理屈の上でもわかっていたけど、**自分でも体験した結果、やっぱりこれは絶対にやっちゃダメ**」という3つの状況を紹介します。

しんどさを自覚できないから命が危ない!
「飲酒後 (二日酔い含む)」

1 ▶ 医学的にダメな理由

「サウナでアルコールを抜く」と言って限界まで汗をかいている人がいますが、非常に危険です。

　そもそも、**汗をかいてもアルコールはそれほど抜けません**。飲酒後は、血液の中にアルコールの代謝物 (アセトアルデヒド) が残っている状態にありますが、それは汗として出にくい性質があります。そのため、**サウナに入ってもアルコールは抜けません**。

　また、お酒を飲むと脱水状態になります。利尿作用で水分が排泄されてしまううえ、体内でアルコールを分解するときに水分が使われるため、脱水が進むからです。そんな状態でサウナに入ると、さらに脱水してしまうため危険です。「事前に水をたくさん飲めばいいのでは?」と思うかもしれませんが、**体にアルコールが残っていると、水分を飲んでもほとんど再吸収されず、薄い尿**

として出て行ってしまいます。だから、肝臓で代謝されるようになるのを待つしかありません。

したがって、**飲酒後に脱水状態でサウナに入ると、倒れてしまう恐れがある**のでやめておきましょう。

ちなみに二日酔いのときは、「だいぶアルコールが抜けた気がするんだけど、まだ入っちゃダメなのかな？」と判断に迷うかもしれません。そんなときに使える、サウナに入っても大丈夫かチェックする方法を紹介しておきます。

【二日酔いかわからないときのチェックの仕方】

①手をひざの上にのせて手の甲の血管を見る
②血管の状態をチェック

・いつもよりベタッとしている→入らないほうがいい
・いつもと同じようにふっくらしている→入ってもOK

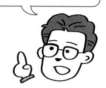

手の血管を見ることで脱水状態かどうかチェックできます

2 ▸ 自分でやってみたからわかるダメな理由

安全のため友人にも付いてきてもらい、ワインを2本ぐらい飲んで臨みました（私のお酒の強さは平均的）。足元もしっかりしているし、それほど酔っ払っている自覚はありませんでした。

サウナに入っているときは全然しんどくなかったです。いつも通りという感じ。ところが、「そろそろかな」と思ってデバイスを見たら、なんと心拍数が160くらいになっていてびっくり！（本来の私の目安は120程度。160は限界までサウナに入った場合や負荷の高い運動をした場合と同程度で非常に危険）**しんどいことを自覚できないのは非常に危ない**です。しかも、結局全然ととのいませんでした。危ないし、ととのわないし、時間とお金がもったいないです。

3 ▸ ダメと言われても入ってしまう方へ

「危ないからダメだ」とわかっていても、飲酒後にサウナに入る人は一定数います。もちろん「飲酒後に入ってはいけない」ということはゆるぎません。けれど、**いくら伝えてもゼロにならないなら、死なない程度の方法を提示する**ことも必要な気がしています。

例えば、イギリスの音楽雑誌などには「正しい違法ドラッグの使い方」というようなページがあります。誤った使い方をして死ぬぐらいなら、死なない使い方を教えてあげたほうがいいんじゃないかという考えがあるからです。

というわけで、飲酒後に入るのはもちろんダメだけど、何か理由があって入らざるをえない人のために、最低限覚えておいてほしい入り方を伝えます。

「飲酒後は、自分が酔っ払っている自覚がなくても、しんどい自覚がなくても体に大きな負担がかかっています。だから、**いつもの半分くらいのイメージで、すごく軽く入ってください。ただし、あくまでも自己責任で!!**」

「満腹時」に入ると、強烈な腹痛になり、気分がだだ下がり

1 ▶ 医学的にダメな理由

食事をたくさん摂ると、消化吸収をするために胃腸はエネルギーを必要とします。ところが、サウナ室に入ると熱を放つために、血液が腸管から皮膚のほうに集まります。そうすると、**消化不良が起こります。**

2 ▶ 自分でやってみたからわかるダメな理由

腹8分目ではなく、10分目で挑みました。結果、**2セット目から、めちゃくちゃお腹が痛くなりました。**気持ちよくないし、ものすごく嫌な気持ちになりました。

3 ▶ ダメと言われても入ってしまう方へ

「浅めに1セット」にしておきましょう。がっつり入ると不幸が訪れます。

自分も辛いし他人にも大迷惑！ 「風邪を引いているとき」

1 ▶ 医学的にダメな理由

理由は主に3つあります。
①熱くなっても気づかないから危険
②脱水状態になる
③他人にうつす

①について。風邪を引いているときというのは、温度を感知する体内のセンサーが狂ってしまいます。そうすると、**サウナ室で過剰に熱くなっても、体感として危険を察知できないので危ない**です。

「風邪のウイルスは熱に弱いからサウナに入って治したい」と思う人もいるかもしれませんが、風邪を治すために働くリンパ球は37℃程度で活動が活発になるので、布団に入るだけで十分です。

②は、よく言われるのが「汗を大量にかくからすっきりしそう」ということ。しかし、**実際は脱水が進むだけなので危険**です。

③は、本当に迷惑。サウナの蒸気が喉によさそうだと思って、湿度の高いサウナに入る人がいます。たしかに、喉にはいいかもしれませんが、だからといって風邪が治るわけではありません。しかも、**周りの人を感染させてしまう**ので絶対にやめてください。

2 ▶ 自分でやってみたからわかるダメな理由

私は**サウナーになって以来、風邪を全く引きません**。だから、これはサウナに出会って、研究を始めたごく初期のこと。2018年か2019年だったと思います。

研究の一環として、風邪を引いたときに、個室のサウナに入ってみました。その結果、むしろ悪化しました。

サウナは運動と同じくらい体に負担がかかるので、**風邪を引いているのにジョギングをしている自分をイメージしてもらえれば**、なんとなくわかるかもしれません。きついです。

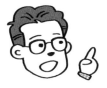

この3つ以外でも体調が悪いときは
入らないようにしましょう

入ってよいか医師に相談すべき「持病」とは?

「過去に心筋梗塞を患ったことがある人」と「高血圧の人」は、サウナに入っていいかというと、グレーゾーンに当たります。論文をもとにグレーゾーンの濃度を見ていきましょう。

心臓・血管系疾患の既往がある人

1 ▶ 117人の急性心筋梗塞者を10年間追跡

過去に急性心筋梗塞を患った患者さん117人を、10年間追跡したフィンランドの研究（*69）があります。

それによると、サウナ中に胸の痛みを訴えた人というのは、2%ほどいたそうです。ただ、この2%のうちの60%の人たちは、サウナに限らず、日常生活においても狭心症の症状が出ていた人なので、サウナが原因で胸が痛くなったかどうかは定かではありません。本当にサウナそのものが原因で症状が出た人は、1人だけいたそうです。**統計学上は、サウナと再梗塞、突然死などは関連しなかったという結果**になりました。

ちなみに、フィンランドだけだとちょっと特殊かもしれないので、フィンランド以外の国で同様の研究がないか調べてみました。

すると、ノルウェーやドイツでも同様の研究が行われており、結果は、問題なし。突然死、再梗塞、重症な不整脈などは報告されていませんでした（*70、71）。

海外の研究では、心筋梗塞を患った人でも、サウナのリスクは報告されていません

2 ▸ 日本人の9割はサウナ初心者

　海外の論文を踏まえると、基本的には既往がある人でも大丈夫なのですが、海外と日本は違います。日本は、フィンランドやノルウェー、ドイツのように毎日入る人ばかりではありません。

　今現在、サウナに習慣的に入る人は全人口の10%程度だと言われています。日常的に入る人と、そうでない人とでは体の反応が全く違うので、負担が非常に大きくなる可能性があります。**サウナに入り慣れていない人はリスクが高まる恐れがあるので、念のため入らないほうがよいでしょう。**

　どうしても入りたい場合は主治医に相談して、心臓の状況を詳細に把握してから、徐々に体を慣らしながら入る必要があります。

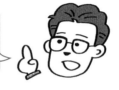

海外の論文では大丈夫だけど
9割がサウナ初心者で体が慣れていないから慎重に！

高血圧の人

1 ▸ サウナに入ると血圧が下がる

　まずは、「サウナに入ると血圧が下がるかもしれない」という、高血圧の人にとってうれしいレポート（*72）を紹介します。

　高血圧患者46人が2週間に1度×3か月間サウナに入った際の、血圧の状態を調べた論文があります。それによると、実験前の平均は上が166、下が101だったのが、3か月後は上が143、下が92になったそう。上は20以上血圧が下がるという結果になりました。

　しかし、論文をよく見ると、患者の選択基準や無作為化を一応しているようなのですが、どういうふうにしたかというのが公開されていないので、エビデンスレベルは最上位とは言えず、これは完全には信用できません。

2 ▶ 血管系の疾患は慎重になったほうがいい

　P140で説明した通り、サウナは血管エクササイズになると私は考えています。そのおかげで、血管系の病気にかかるリスクを減らすことができると推測しています。

　しかし、**すでに血管にトラブルを抱えている場合は、どちらに転ぶかわかりません。** 血管の状態によってはサウナの負担に耐えられず、重篤な状態に陥る恐れもあります。したがって、血管系の疾患を抱えている人は、今現在の血管の状態をしっかり把握することが大切です。必ず主治医に相談してください。

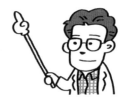

糖尿病、腎不全の人も要注意！
糖尿病は糖と一緒に水分も尿中に出てしまうので脱水状態になりやすく、腎不全は塩分制限していると塩分不足になりやすく危険です。まずは、主治医に相談を！

= COLUMN =

ビギナーの高齢者は無理は禁物

上記の病気を持っていなくても、ビギナーの高齢者は注意が必要です。

体が慣れていないのでサウナの環境に適応できない恐れがあります。しかも、若い人に比べて体の反応も鈍くなっているので「しんどい」と感じたときには手遅れになることも。ですから、ビギナーの高齢者は、客観的な指標を用いて無理のない範囲で入るようにしましょう。

軽い運動をしたときと同じぐらいの脈拍数になったら、必ずサウナ室を出ましょう

03

意外な2つのNG!「サウナ室でマッサージをぐりぐり」「顔面水シャワー」

　自律神経は環境に対応して、発汗や心拍など様々な反応をコントロールしていますが、時には思いもかけないような反応をすることがあります。

　例えば「皮膚を圧迫すると汗が出なくなる」「顔にいきなり水をかけると不整脈になる可能性がある」など。

　病院では自律神経の反応を調べる試験がいくつかありますが、その試験が、実はサウナに応用できます。

皮膚を押すと汗が出なくなる

　サウナ内での「マッサウジ」（P151）をおすすめしましたが、あちこち強くぐりぐりするのはNGです。なんと、汗が出なくなるのです。衝撃的な研究があります。

　体を横にして寝ると、下になった半身からの汗が減り、上になった側からの汗が増えるという現象が1930年代に報告されました。

　そして、これをもとに発見されたのが「皮膚圧発汗反射」です。

　「○○を圧迫したら△△からは汗が出なくなるけど、□□から汗が出た」というようなことが調べられていったのです。

　それによって、以下のことがわかりました。

・皮膚を圧迫するほど汗が出なくなる
・皮膚を強く押すほど、圧迫面積が広いほど、発汗抑制効果は強くなる
・両側胸部を圧迫すると、上半身の発汗が両側とも低下して下半身の発汗が増す

サウナ室であちこちぐりぐりしていると、
汗が出なくなってしまう！

顔面に水をかけると不整脈を起こすことも

もうひとつ、自律神経の反射で気をつけたいのは、顔面から水を浴びること。こちらも**自律神経が正しく機能していないと、場合によっては倒れてしまう**ことがあるからです。

この自律神経反射を調べる試験は、「顔面浸水試験」と言って病院でも行われます。

読んで字のごとく顔面を水につけるという試験ですが、なんのために行われるのかというと、例えばダイビングする人に対して、ダイビング中にその人の自律神経が耐えられるかを調べたりするためです（水に潜ると心拍数が減少するなどして酸素を節約する反射が起こります。これを「ダイビングリフレックス」と言います）。

もし、自律神経が正しく機能していないと、不整脈を誘発します。水風呂に顔をつけたり、水シャワーをいきなり顔に浴びたりしないように気をつけましょう。

すでに何度もサウナに入っていて、自律神経に問題がない方であれば大丈夫ですが、ビギナーの場合は要注意。

水シャワーを浴びるときは、まずは足。だんだん心臓に近い場所へ水をかけていきましょう。

```
【水シャワーの浴び方】
✕ 顔から浴びる（自律神経反射が起きる恐れがある）
◎ 足から徐々に上半身へ（心臓から遠い場所からスタート）
◎ 座って浴びる（マナーとして＋転倒予防のため）
```

「あまみ」も自律神経が関係する?

　サウナに入ると、皮膚に赤い斑点が出現することがあり、これをサウナーは「あまみ」とよび、「ととのった証」として知られています。

　これは医学用語ではなく、サウナ用語のひとつで、医学的には、動静脈吻合（ふんごう）と言います。

　通常、動脈から流れる血液は毛細血管を経て静脈につながっていますが、温度の反応性が遅いため、スピーディに体温調節する必要があるサウナ室や水風呂では通常のルートではなく、動脈と静脈が直接つながっている部分を使って時間短縮をします。

　動脈と静脈が直接つながっている部分は、交感神経が蛇口のように開けたり閉じたりしてコントロールしており、その結果、動静脈吻合がある部分だけ赤くなり、ない部分は白いまま。皮膚に赤と白のまだら模様ができます。これが、あまみの正体です。

あまみを求めすぎると血管炎に!

　あまみが出るのは、交感神経がきちんと働いている証なので、喜ばしいことです。でも、あまみを求めてひたすら、サウナに入る人がいますが、それはやめたほうがいいです。

　やりすぎると、血管炎になります。強烈な温冷刺激によって毛細血管が破綻すると、血液が血管外に漏れ、紫斑になってしばらく消えなくなってしまうのです。あまみではなく血管炎ができていたら、体に過剰な負担がかかっているという危険信号です（＊73）。

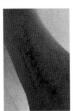

血管炎
・赤い斑点
・数日間消えない
・体に負担がかかっているサイン

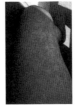

あまみ
・まだら模様（リング型であることが多い）
・すぐに消える
・交感神経が活性化しているサイン

CHAPTER 6

これは逆効果! 心身に悪い入り方

妊娠中のサウナには、
3つのネガティブな報告がある

　妊娠中は、食べ物や運動などちょっとしたことにも気を遣います。そんな妊婦さんがサウナに入るのはどうでしょうか。現時点で明らかになっているエビデンスをもとに、どうすればいいか整理していきましょう。

「妊婦×サウナはダメ」という3つの報告

　フィンランド人にとってサウナはお風呂のようなものなので、妊婦さんもサウナに入ることが多いです。それをもとに、サウナは妊婦さんにとって、いいのか悪いのかを調べた研究があります。ネガティブな報告は下記の3つ。

1 ▶ 無脳症児の母親63人中2名がサウナに入っていた

　1つ目は、無脳症の赤ちゃんが生まれてきたという報告です（*74）。赤ちゃんの脳がないという奇形の一種なのですが、調べてみたら、63人中2人の妊婦さんが、妊娠中にサウナに入っていたそうです。

2 ▶ 神経管欠損症の母親49名中2名がサウナに入っていた

　2つ目は、神経管欠損症。無脳症よりは軽いと言えますが、これも先天性の赤ちゃんの奇形の一種です。この病気を持った赤ちゃんの母親を調べたところ、49人中2人がサウナに入っていたことがわかりました。そしてリスクが80％上昇したという報告（*75）があります。

3 ▶ 妊娠高血圧症妊婦は子宮の血管抵抗が上昇

　3つ目は、妊娠高血圧症を持っている妊婦さんの子宮の血管抵抗が上昇して、赤ちゃんに影響が出る恐れがあるという論文（*76）です。

「妊婦×サウナは大丈夫」という報告が大多数

前述の3つは非常に有名な論文ですが、逆に言うと、ネガティブな報告はそれぐらいしかなく、**大部分の論文は「問題ない」**としています。

1 ▸ 妊娠中のサウナは先天性奇形のリスクを上げない

妊娠中にサウナに入っても先天性奇形のリスクを上昇させないと報告されたもの。エビデンスレベルが非常に高く信ぴょう性が高い研究（*77）です。

2 ▸ 心奇形児の母親573人はサウナと関連がない

2つ目は、心臓に奇形を持って生まれてきた赤ちゃんの母親573人を対象に、サウナに入らない妊婦さんと比較して、心奇形との相関を調べたもの。その結果、相関はなかったということです（*78）。

3 ▸ サウナ中に血流が変化するが臍帯動脈血流には影響しない

3つ目は、サウナに入っているまさにそのときの影響を調べたもの（*79）。

サウナでは皮膚表面の血流が増え内臓では減るので子宮も影響を受けそうですよね。が、子宮や胎盤は非常に優秀な調節機能が備わっているため、少しのことでは外から影響を受けません。サウナに慣れた合併症のない妊婦さんの適度なサウナ浴は安全だとフィンランドの研究では示されています。

しかし一方で、催奇形性物質情報サービス（OTIS）によると、深部体温が39℃以上では妊娠中に懸念が生じる可能性があり、妊娠初期に体温が上昇した女性の赤ちゃんは先天異常のリスクが高まるという調査結果もあります。

念のため、日本の妊婦さんはサウナに入らないほうがいい

私は「**日本の妊婦さんはサウナを控えたほうが無難**」と思っています。上記はフィンランドでの研究で、サウナビギナーの日本の妊婦さんには、影響が出る可能性は少なくありませんので慎重になったほうがいいと思います。

妊活中の男性が気をつけるべき
2つのこと

「サウナの熱って、精子によくないの?」。私が友人と一緒にサウナに入っていると、頻繁に聞かれる質問がこれです。

結論から言うと、「**サウナ後、しばらくは影響するけど、基本的には大丈夫**」。

ただし、**少なからず影響はあるので妊活中の男性は注意が必要**です。大丈夫、ちゃんと対策も紹介します。

サウナが精子に与える影響

1 ▸ サウナ後1週間で、精子の数が約3分の2に減少

1984年に、オーストラリアのシドニー大学が発表した研究(*80)です。いわゆる普通のドライサウナ室(85℃で相対湿度が10%以下)に20分入り、その後、精子が何かしらの影響を受けるのかを調べました。

その結果、**サウナ後1週間に精子の数は約3分の2に減少**したそう。しかし、サウナ後約5週間で正常に戻り、10週間後には正常よりも若干増加しました。精子の形態異常も一部観察されましたが、サウナ後6週間で正常化したそうです。

2 ▸ サウナ直後は精子の移動速度が低下する

1998年、タイのグループは、80～90℃のサウナに毎日30分、2週間入った場合の影響を調べました(*81)。

すると、**サウナ直後は精子の移動速度が低下**。しかし1週間で正常に戻り、数、量、形態異常、貫通力には異常が見られませんでした。

以上の研究からわかるように、サウナ直後には精子の数や移動速度などに変化が生じるけれども、数週間たてば大丈夫ということ。

タイミング法の1週間前からサウナを控える

本来、精子の数や運動能力は十分確保されています。ちょっとやそっとのことでは影響がないようにできているので、あまり気にする必要はありません。ただし、**ボーダーラインにいる人**は、もしかすると妊娠に不利になるかもしれないので、対策したほうがいいでしょう。

1 ▸ サウナ室の中では精巣をタオルで覆う
サウナ室で座ったときに直接熱が当たらないように、サウナマットを敷いたり、精巣をタオルで覆ったりして、**精巣を熱から守りましょう**。私はバスタオルを腰に巻き付けて座るようにしています。

2 ▸ タイミング法の1週間前はサウナを控える
サウナ後1週間は精子に影響が出ます。そのため、タイミング法で妊活を行っている方は、その1週間前からはサウナを控えるようにしましょう。

サウナ以上に精子に影響を与えるもの

ちなみに、日常生活で精子に最も影響を与えることがわかっているのは、**ピチピチのパンツ**です（*82）。

その他にも**肥満**、**スマホの利用**、**飲酒**などが影響があるとされています。精子を気にするなら、サウナよりもこちらの影響のほうが大きいです。

サウナを過剰に気にするより、
ピチピチのパンツに注意！

妊活中女性は特に注意！
入りすぎると71％の女性が月経不順に

　1週間に10回以上サウナに入ると、71％の女性が月経不順になるという報告があります。71％というとかなりの割合です。特に妊活中の女性は気になりますよね。

　どうしてサウナに入りすぎると月経不順になるのか、回避策はあるのかについて説明します。

生殖機能を抑制する「プロラクチン」が分泌される

1 ▸ 乳汁分泌＋生殖機能の抑制機能を持つ「プロラクチン」

　出産すると母乳が出るようになるのは、「プロラクチン」というホルモンが分泌されるからです。これは、乳汁分泌ホルモンと言われていて、お乳を噴出させる働きがあります。

　ここで大事なのは、**プロラクチンには乳汁を分泌させるだけではなく、生殖機能を抑制する機能もある**ということです。授乳期間中は、母体の栄養が乏しくなります。そんな状況で新たに妊娠してしまうと流産する恐れがあるため、あえて生殖機能を抑えるようにできているのです。

2 ▸ サウナにたくさん入ると、プロラクチン濃度が4倍に！

　サウナは人体にとって危機的環境なので、それを乗り越えるために様々なホルモンが分泌されます。その中のひとつに、プロラクチンがあります。「こんなにしんどいときに妊娠なんてしてる場合じゃない」ということで、生殖機能が抑制されるのです。

　ただし、普通に入る分には問題ありません。**問題になるのは「たくさん入っ**

た」場合です。具体的には、1週間に10回以上。ある論文（*83）によると、1回あたり1時間を1日2回。それを5日連続入った場合、プロラクチン濃度が4倍になり、71%の女性が月経不順になることが明らかにされています。

解決策は「タオルで顔を覆うこと」

月経不順にならないための方法を紹介します。

問題なのは「たくさん入って体に過度の負担をかけること」なので、負担をかけすぎないようにすれば大丈夫。実は、非常にシンプルな方法で負担を回避できるんです。

それは、顔をタオルで覆うこと。

女性は男性に比べて温度の感受性が高く、特に顔が敏感であることがわかっています。だから、顔をタオルで覆うとだいぶラクになります（P125も参照）。

実際に**サウナ室で顔を覆うと、プロラクチン濃度が上がらなくなる**という研究結果（*84）もあります。

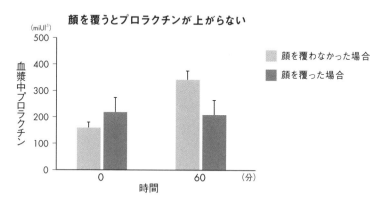

顔を覆うとプロラクチンが上がらない

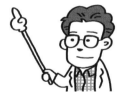

ホルモンへの影響が気になるなら、女性は妊活中に限らず、顔をタオルで覆うとベター！

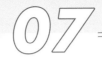

「10歳以下の子ども」は、自律神経の機能が未熟だからサウナNG

　家族でキャンプに出かけるご家庭も多いでしょう。サウナ好きのお父さん・お母さんなら、テントサウナをすることもあるかもしれません。だけど、そのときお子さんは？　一緒に入っても大丈夫なのでしょうか？

　結論から言うと、**10歳以下の子どもはサウナに入らないほうが無難**です。なぜなら、倒れてしまうことがあるから。

「子ども×サウナ」のリスクを調べたフィンランドの研究を紹介します。

健康な子ども2〜15歳を対象にしたサウナ浴実験

　対象は81名の健康な2〜15歳の子ども。70℃のサウナに10分間入ったときの体の状態を調べました（*85）。

1 ▶ 2〜5歳の場合

　2〜5歳は、心臓の1回拍出量（心臓が1回の拍出で送り出せる血液量）が減りました。また、本来はサウナに入ると上がるはずの心拍出量（1回拍出量×心拍数）が上昇しませんでした。

　5歳以下というのは、**臓器がまだ完全には完成していません**。大きさも働き具合も、大人に比べると不十分です。そのため、**サウナのような過酷な環境には体が適応できません**。要するに、ハードウェアが完成していないので、かなり危険だということです。

2 ▶ 5〜10歳の場合

　5〜10歳の間では、血管迷走神経性失神（自律神経のバランスが著しく崩れる

210

ことで脳に行く血液が減少し、失神やめまいなどを生じる状態）を直後に起こした児童が2名いました。

5〜10歳は、臓器はほぼ大人並みです。でも、神経、つまりソフトウェアは未発達のため、上手に使いこなせずに失神してしまう恐れがあるということです。

小学生の頃、たまに朝礼でめまいを起こして倒れてしまう子がいましたよね。あれは、自律神経機能が未熟なため、血圧をうまく調整できないのが原因です。

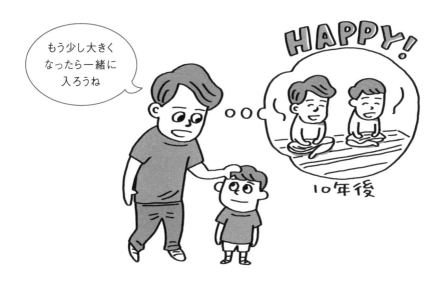

結論：10歳以下は入らないほうが無難

これらの研究結果を踏まえると、10歳以下は体がサウナの環境に適応できないため、入らないほうが無難です。

なお、この実験で用いられたサウナは室温70℃、相対湿度20％のフィンランド式です。サウナ10分→部屋で10分という流れで行われたため、水風呂は考慮されていません。

水風呂にも入る日本式サウナの場合は、より一層自律神経の動きが激しいため、子どもにとってさらにリスクが高まると考えられます。

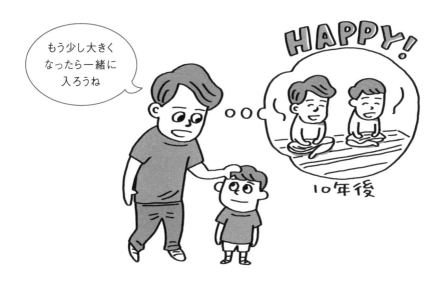

もう少し大きくなったら一緒に入ろうね

HAPPY!

10年後

体が熱くないのにドキドキしたら
二酸化炭素中毒の恐れあり

　これからお伝えするのは、「こういうこともあるかもしれないから、一応気を
つけてください」という注意喚起です。

　それは「サウナ室で体が熱くないのに心拍数が異常に上がったら、二酸化
炭素中毒かもしれない」ということ。

人が密集すると二酸化炭素濃度が高まる

　人間は酸素を吸って二酸化炭素を排出します。ですから、人が多く集まっ
た密室では、どんどん二酸化炭素濃度が高まっていきます。

　厚労省によると、室内における二酸化炭素濃度は「1000ppm以下が望ま
しい」とされています。

　1000ppmで約20％の人が不快感、眠気を感じ、2000ppmでは大部分の
人が不快感、頭痛、めまいや吐き気を発症します。そして10000ppmを超え
ると死に至るケースもあります。

1000ppmを超えてくると、倦怠感、息苦しさ、
眠気、めまいなどが起こる！

サウナ室の二酸化炭素濃度が異常に高い施設もある

　当然ながらサウナ室も二酸化炭素濃度が高いのはよくありません。ところが、
私がいくつかのサウナ室内における二酸化炭素濃度を調べてみたところ、中
には5000ppmに達するところもありました。

212

しかも、二酸化炭素濃度が高くて生じる症状は、サウナ室にいたら、あまり不自然ではありません。しんどくて息苦しいし、ちょっと眠くなったり、めまいがしたりすることもあると思います。

　だから、**自分が危ない状態になっていること**には、**なかなか気づきません。**

人が密集していて換気が悪いサウナ室は要注意

　人が密集していたり、換気が不十分だったりすると、サウナ室の二酸化炭素濃度は上がります。

　どの施設も、もちろん換気口はあるのですが、空気を循環させるためのファンがついているわけではありません。サウナストーブの少し上と、座っているところにそれぞれ小さい穴を開けて、気流に任せて換気を行っているところがほとんどです。したがって、**適切に換気されているか、個人がその場で判断するのは困難**です。

二酸化炭素中毒を防ぐ To Do

　二酸化炭素中毒を防ぐためには、調子がおかしかったら、可能性を疑って退室する。それが大切です。

　二酸化炭素中毒になりかけている場合、人体は酸素不足に陥っているので、酸素を体に送ろうとして、心臓が必死に拍動します。だから、**体が熱くなっていなくても心拍数が上がります。**そういう場合は気をつけてください。

　また、あらかじめ、換気に力を入れている施設を利用するのもアリです。例えば、京丹後市にある「ぬかとゆげ」や赤坂の「サウナ東京」では、強制換気を採用して、クリーンな空気を確保しています。

> **こんな場合は二酸化炭素中毒を疑う！**
> ・体が熱くなっていないのに心拍数が上がっていく
> ・人が密集していて息苦しい
> ・めまい、眠気など、いつもと違う状態になる

吸収しすぎて危険！
湿布や皮膚パッチは必ず剥がす！

　腰痛や肩こりを和らげるためにサウナに入っている人もいるでしょう。そういう人は、湿布を貼ることも多いと思います。でも、**湿布を貼ったままサウナに入るのはNG**。成分が急速に吸収されてしまうので危険です。

経皮吸収量が10倍に！　中毒を起こして死亡した例も

　サウナに入ると皮膚の血流が約10倍になります。それに伴い、経皮吸収量も10倍になります。

　実は、それが原因で死亡した例があります。

　レポートによると、ある年配の女性が、フェンタニルパッチという経皮吸収型の鎮痛薬を貼ったままサウナに入ったところ、死亡しているのが発見されたそうです（*86）。フェンタニルの死後大腿血濃度が上昇しており（15μg/L）、死因は、「サウナの熱で、フェンタニルによる致命的な中毒が起きた」と判断されました。

　そもそも、なぜ経皮吸収型の薬があるのかというと、ゆっくり吸収させたいからです。ゆっくり吸収させるために、わざと皮膚という吸収しづらいところから吸収させているのです。

　それなのに、**血流が10倍になり、経皮吸収量も10倍になるサウナに薬を貼った状態で入ったら、中毒の域まで吸収してしまうので危険**です。

　だから、経皮吸収型の薬剤を使用している人は、必ず剥がしてから入ってください。

　ちなみに、この話を知人にしたら「吸収量が上がるなら、逆に安い、あんまり成分が入っていない湿布を貼ったら効きがよくなるからお得じゃん」と言われましたが、ダメですよ。安いのは別に薬の量が少ないとか、そういう問

題ではないです。質が大いに関係します。

　何かを貼ることで成分を吸収させるものは、サウナに入るときは剥がしましょう。剥がせばすぐに入って大丈夫です。

【経皮吸収薬の例】

ワンデュロパッチ （鎮痛薬、医療用麻薬）	ビソノテープ （降圧薬・抗不整脈薬）	メノエイドコンビパッチ （卵胞ホルモン・黄体ホルモン混合製剤）
デュロテップMTパッチ （鎮痛薬、医療用麻薬）	フランドルテープ （虚血性心疾患治療薬）	リバスチグミンテープ「久光」 （認知症治療薬）
フェンタニル 3日用テープ「HMT」 （鎮痛薬、医療用麻薬）	ニトログリセリンテープ「トーワ」 （狭心症治療薬）	ロナセンテープ （統合失調症治療薬）
フェントステープ （鎮痛薬、医療用麻薬）	ミリステープ （狭心症治療薬・急性心不全治療薬）	ニュープロパッチ （パーキンソン病治療薬・レストレスレッグス症候群治療薬）
フェンタニルクエン酸塩1日用テープ「第一三共」/「テイコク」 （鎮痛薬、医療用麻薬）	ツロブテロールテープ「久光」 （気管支拡張薬）	ハルロピテープ （パーキンソン病治療薬）
ノルスパンテープ （鎮痛薬）	アレサガテープ （抗ヒスタミン薬）	ニコチネルTTS （禁煙補助薬）
ジクトルテープ （鎮痛薬）	エストラーナテープ （卵胞ホルモン製剤）	

市販の湿布も剥がしましょう

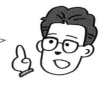

ワクチン接種後2〜3日はサウナNG

　ワクチン接種後も、同じ理由でサウナに入るのはNGです。皮下注射や筋肉注射など**血管の中に成分を入れない注射は、ゆっくり成分を行き渡らせるために、わざとそこに注射しています。** にもかかわらず、サウナに入ると一気に成分がまわってしまうので正常に働かない可能性があります。

215

10

スポーツドリンクの飲みすぎは
心疾患の死亡リスクが8％増える

　サウナーが大好きな飲み物といえば「オロポ（オロナミンC＋ポカリスエット）」。サウナでは、エナジードリンクとスポーツリンクを組み合わせたサウナドリンクが人気です。しかし、**スポーツドリンクは、飲みすぎると体に悪影響を及ぼすこともあります。**

　飲んだほうがいい場面や、注意したほうがいいことなどをまとめます。

スポーツドリンクは糖分が多い

　スポーツドリンクなどの成分表を見ても、「糖」という表示はありません。じゃぁ、糖質は入っていないのかというと、「炭水化物」という名前に置き換えられているのです。実は炭水化物の大部分は糖質にあたるので、「炭水化物≒糖質」。それを踏まえて成分表を見ると、**ものによっては100mlあたり16gも含まれているものがあります。** 大さじ1杯強ですから、かなり多いことがわかります。

　ちなみに、海外のエナジードリンク、スポーツドリンクも大体同じくらいの糖分が入っています。

スポーツドリンクは健康によくないというエビデンス

「スポーツドリンクは健康に悪い」というエビデンスは実は色々あります。

　例えば、**1日の摂取量が355ml増えるごとに、心血管疾患による死亡リスクが8％増えるというもの**（*87）。せっかくサウナによって心疾患のリスクが減っているのに、サウナ後にスポーツドリンクを飲むことでリスクを上げてしまったら台無しです。

また、1日355ml毎日飲む人は、心筋梗塞の発症リスクが男性で20％増加、女性は40％増えるというものもあります（*88）。

　そして、日常的に飲む人は、当然肥満のリスクも上がります。18％上がるということです（*89）。

　さらに、これは私の専門分野に当たるわけですが、実はがんも増えます。1日355mlを2回飲む場合。これは女性の研究なのですが、大腸がんのリスクが2倍になるという結果が報告（*90）されています。

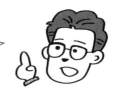

スポーツドリンクは、
・心血管疾患による死亡リスク、
・心筋梗塞の発症リスク
・肥満のリスク
・女性の大腸がんのリスクが上がる
　可能性があります

スポーツドリンクを飲んだほうがいい場面

　「なんだ、スポーツドリンクって体に悪いんだ。飲むのやめよう」と思ったかもしれませんが、もちろん飲んだほうがいい場面もあります。

　カナダの小児科学会が発表した報告（*91）によると、「**60分以上継続して行う運動、あるいは非常に高温多湿下で電解質の喪失が激しい環境**」でのみ飲むことが推奨されています（それ以外は水を推奨）。

　これってなんだか、サウナに近いですよね。サウナは軽い運動に匹敵しますし、高温で、多湿の場合もあります。

　そもそも、サウナで失われる体液というのは、水と塩分（電解質）でできています。体液が失われると脱水症になり、めまいや立ちくらみ、頭痛などの症状が現れます。

　したがって、これらの症状が現れた場合、あるいはそこまでいかなくても、いつもより多く汗をかいたなと思ったときは、スポーツドリンクを飲み、すみやかに水分補給を行ったほうがいいと言えます。

11

刺激を求めすぎると
サウナ依存症になる

「ギャンブル依存症」や「買い物依存症」など、世の中にはたくさんの「〇〇依存症」があります。ギャンブルや買い物はお金がどんどんなくなっていくので、悪いことだとすぐにわかります。でも、サウナは？　たしかに、お金はかかるけど金銭的に余裕があるなら体にもいいんだし、別にサウナ依存症になっても大した問題はないのでは？　そんな風に考えているかもしれません。でも、違うんです。**サウナ依存症になると何が怖いのか**。陥るメカニズムやデメリット、対策について説明します。

どんな人がサウナ依存症になるのか？

はじめに、あなたがサウナ依存症になる可能性をテストしてみましょう。今の気持ちに当てはまるものをチェックしてみてください。

□ いつものサウナ室では物足りない。もっと熱いサウナ室へ行ってみたい
□ 限界までサウナ室で汗を流したい
□ 水風呂はグルシン（9℃以下）に限る！
□ わざと羽衣を壊して、冷たさを満喫したい
□ 10セットくらいやってみたい

どうでしたか？　もし1つでも当てはまったら、**あなたはサウナ依存症に片足を突っ込んでいる状態**です。
上記の質問で見ているのは、「あなたがサウナに刺激を求めすぎていないか」ということ。刺激を求めれば求めるほど依存度も高まり、立派なサウナ依存症ができ上がっていきます。

サウナ依存症になるメカニズム

これまで説明してきた通り、サウナによって交感神経が活性化します。その間、心身を興奮状態に導くアドレナリンが分泌されます。アドレナリンはある程度はストックされていますが、一時的なものなのでたくさん出るとなくなります。

そこで、一から生産することになるのですが、その原材料となるのがドーパミン（脳の快楽物質として知られており、依存性を生む）です。

ドーパミンが過剰に作られるようになると、ドーパミンの効きが悪くなり、より多くのドーパミンが分泌されないと快楽を得られなくなります。

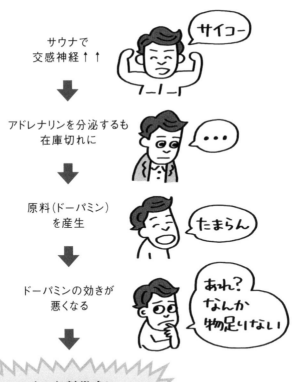

CHAPTER 6 これは逆効果！ 心身に悪い入り方

サウナ依存症が恐ろしい、本当の理由

　サウナ依存症になるとどうなるのか。毎日入れば解決するなら、それはそれでいいでしょう。

　ここで問題なのは、短絡的に過度の快楽を求めることにあります。

　いたずらに刺激を求めてアドレナリンを枯渇させ、過度にドーパミンを分泌させると、ドーパミンを放出させる神経細胞が怠け者になり、自然に放出するのをサボるようになります。

　ドーパミンは本来、何かを成し遂げて達成感を得られると分泌されます。そのため、**ドーパミンの分泌量が正常で安定していれば、物事への意欲を維持しやすくなります。**

　ところが、サウナ依存症に陥ると、自然に放出するのをさぼって、サウナで簡単に放出されるのを待つようになります。

　そうなると、**日常生活においても意欲が低下し、サウナに入らないとイライラするようになります。**

　仕事で成功してもドーパミンは出ません。誰かに褒められてもドーパミンは出ません。サウナに行ったときだけ、ドーパミンが出ます。怖くないですか?

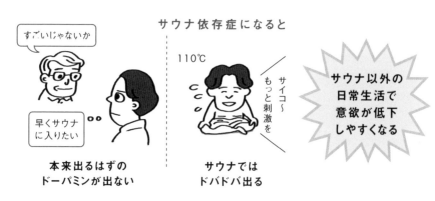

サウナ依存症になると

すごいじゃないか

早くサウナに入りたい

本来出るはずのドーパミンが出ない

110℃

サイコ〜 もっと刺激を

サウナではドバドバ出る

サウナ以外の日常生活で意欲が低下しやすくなる

　サウナ依存症を防ぐためには、これまで説明してきたように、正しい入り方をすること。そして、チェック項目に挙げたような刺激を求める行為をしないことが大切です。

＼ 教えて加藤先生 ／

人が倒れた！ どうすればいい？

サウナは入り方を間違えば危険なことも。もし、サウナで
自分が倒れたり、目の前で人が倒れたりしたら、私たちにできることは？

todo

1 安全な場所（脱衣所など）に運ぶ！

まず、サウナ室で人が倒れた場合。
熱いので、もたもたしていると倒れたほうの人はもちろんですが、救護
する側の体も危険にさらされることになります。ですから、まずは、サウ
ナ室から安全な場所に運んで横たわらせてあげましょう。

ひとりで運べなかったら？

その場合は大きな声を出して助けを呼びましょう。

「安全な場所」の目安は？

・周りに倒れてくるものがない。
・平らな場所。
・処置できるスペースがある。
上記の点を目安にしてください。

2 意 識 が あ る か を 確 認 !

 次にすることは、意識があるかの確認です。
そのときに大事なことは、耳が遠い人もいるので、声をかけるだけでなく、必ず肩などをたたいて刺激を与えながら声をかけること。
低度の意識障害であれば、これで意識が戻ることもあります。

 意識がすぐに戻ったら?

 意識が戻れば、水分補給をして休ませます。もし意識が戻らなければすぐに救急車を呼んでください。

3 役 割 を 決 め て 協 力 す る

 自分ひとりだと、何もできないことも多いもの。なので、周りの人の協力をあおぐことも大事です。

 どのようにすればよいですか?

 もし、人が少なくて前述の①や②ができない場合は、誰かに頼んで応援の人を呼んでもらうことが大事。
「AEDを持ってきてください」「119番をお願いします」など、具体的にやってほしいことを周りの人にお願いしましょう（AEDは大きなサウナ施設には備え付けられていることが多い）。

気をつけることはありますか?

 「救急車を呼んでください」だと動転して動けない人もいるので、「119番」と電話番号をはっきり言うなど、こういった場合はとにかく具体的に伝えることが大事です。

todo

4 呼吸がなければ心臓マッサージを

 もし、意識がなく、呼吸もしていない、あるいは、あえぐような呼吸をしていたら、一刻を争います。脈の確認は不要です。AEDがあればAEDを使い、なければ心臓マッサージを行ってください。

 本当に呼吸していないのかも判断できないし、素人がやっていいものか不安です……。

 もし、意識があれば、マッサージされた人は痛さですぐに払いのけるから大丈夫です。「迷ったら押す」を心がけてください。

・胸の真ん中を押す(左右の乳頭を結ぶ線の真ん中)
・手のひらの基部を使って押す
・100〜120／分
・胸が5〜6cm沈み込む程度に
・胸が上がってから押す

自分が倒れたら「回復体位」で休む

自分が具合悪くなった場合にできることはありますか?

サウナ室で具合が悪くなったらまずは外に出ること。人を呼んだり、人がいない場合はサウナ室の出口の近くにある非常ブザーを押してください。

脱衣所などの安全な場所に行ったら、水分補給をして下図のように「回復体位」で休んでください。この体位だと、もし嘔吐しても窒息死を避けられます。

どのくらい安静に?

1〜2分休んでも体調が回復しない場合は、何かが起こっていると考えたほうがいい。嘔吐、頭痛、激しい動悸などがあればすぐに助けを求めて救急車を呼んでもらいましょう。

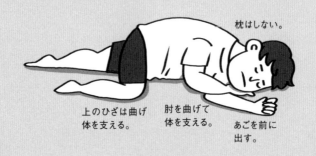

枕はしない。

上のひざは曲げ
体を支える。

肘を曲げて
体を支える。

あごを前に
出す。

どれが一番ととのう?自分で人体実験してみた!

新開発のデバイスで採取した「ととのいデータ」を一挙公開

　私はこれまで「サウナでととのう」の、医学的な定義を言葉で説明してきました。

　とはいえ、感覚は人それぞれです。この人の「ととのい」とあの人の「ととのい」が同じなのかは、誰にもわかりません。また、同じ人であっても、環境や体調といった変数でととのい度が変わることもあります。

　このあいまいな「ととのう」という感覚を、同じものさしでもっと科学的に数値化できないだろうかと考えて、約3年かけて私が開発したのが、「ととのいセンサー」という腕に付けてサウナに入れるウェアラブルデバイスです。

　このデバイスは、心拍数に加え、「**心拍変動**」という「**交感神経、副交感神経の状態を反映する数値**」を測ることができます。

　要するに、「**心拍数**」「**ととのいバランス（自律神経が交感・副交感どちらに振れているか）**」「**ととのいパワー（自律神経自体の力がどれぐらいあるか）**」という3つの指標が数値化できて、その変化がわかるのです。

　自分の客観的なデータを取っていくことで、どういう状態のときに自分がととのっている感覚を得られるのかがわかりますし、またどういうコンディションだとそのデータを得られるのかなどの相関もわかってきます。それを自分のデータベース化していけば、どんなときにも「究極にととのう」確度が高くなっていくはずです。

　この「ととのいセンサー」は2023年内の発売を予定していますが、まずは、私自身が、実際に体に装着して様々な条件でサウナに入って、どのような数値が出るのかを人体実験してみました！

　本邦初公開の、科学的な「ととのいデータ」を一挙公開いたします。

1. これから紹介するデータは被験者が少人数であり、かつ背景状況もコントロールが不十分であるため、現段階ではエビデンスレベルが低く、また、反応には個人差が大きいため、今後更新される可能性があります。

2.この段階でデータを出す趣旨は、少しでも多くの人に「サウナを科学することは楽しい。もっと安全にととのうことにつながる」ということを伝えるためです。このようなデータは個人差が大きいため、すごくたくさんの人の結果が必要です。ぜひ一緒にサウナを科学していきましょう（「日本サウナ学会」で会員を募集中です）。

3.データは、約3年かけて開発した「ととのいセンサー」を使って採取しました（心拍変動をリアルタイムで解析することで自律神経の状態がわかる腕時計型のデバイス）。その発売と同時に、連携するサウナアプリも出す予定なので、ぜひご活用ください。情報は株式会社100plusのホームページをチェックしてください（https://www.100plus.info）。

ととのいセンサーは、未発売ですが、2023年内に発売予定。詳しくは株式会社100plusのホームページ（https://www.100plus.info）をチェック!

ととのいデータの見方

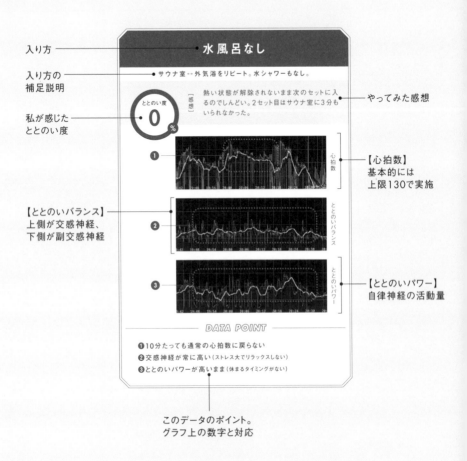

入り方 — 水風呂なし

入り方の補足説明 — サウナ室⇔外気浴をリピート。水シャワーもなし。

私が感じたととのい度 — [感] ととのい度 0%

やってみた感想 — 熱い状態が解除されないまま次のセットに入るのでしんどい。2セット目はサウナ室に3分もいられなかった。

❶

【心拍数】基本的には上限130で実施 — 心拍数

【ととのいバランス】上側が交感神経、下側が副交感神経 — ❷ ととのいバランス

❸

【ととのいパワー】自律神経の活動量 — ととのいパワー

—— DATA POINT ——

❶10分たっても通常の心拍数に戻らない
❷交感神経が常に高い（ストレス大でリラックスしない）
❸ととのいパワーが高いまま（体まるタイミングがない）

このデータのポイント。グラフ上の数字と対応

【どうなっているとよい？　データの見方のポイント】

①ととのいパワーと体感のしんどさはリンクしている（下がるとフラフラになる）

②心拍数の上がり下がりは緩やかなほうがいい

③ととのいパワーの山は高く、ゆっくり下がるのがいい

基本を3セット。
理想のととのい方

サウナ室 ↔ 水風呂 ↔ 外気浴。

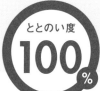

[感想] ホームサウナでサウナ室→水風呂→外気浴の基本を3セット。理想的なととのい方。

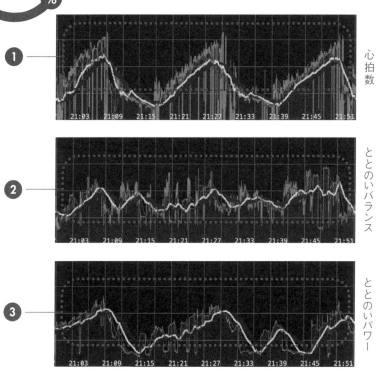

心拍数

ととのいバランス

ととのいパワー

―― *DATA POINT* ――

❶ 3つの山の傾斜や高さがきれいに揃っている

❷ 交感神経・副交感神経が交互に入れ替わる

❸ 副交感神経優位のところでととのいパワーが増大

水風呂なし

サウナ室⇔外気浴をリピート。水シャワーもなし。

ととのい度
0
%

[感想]

熱い状態が解除されないまま次のセットに入るのでしんどい。2セット目はサウナ室に3分もいられなかった。

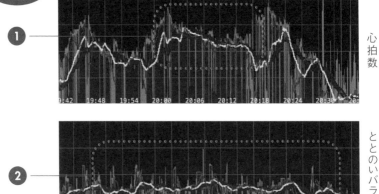

① ← 心拍数

② ← ととのいバランス

③ ← ととのいパワー

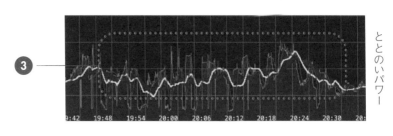

DATA POINT

①10分たっても通常の心拍数に戻らない

②交感神経が常に高い（ストレス大でリラックスしない）

③ととのいパワーが高いまま（休まるタイミングがない）

外気浴なし

サウナ室↔水風呂をリピート。

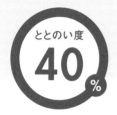

ととのい度
40%

[感想]

水風呂を出て移動している間は、フラフラになった。失神寸前。外気浴をしないと体のダメージが回復しないことを痛感。

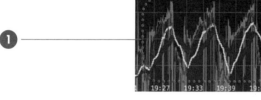

心拍数

ととのいバランス

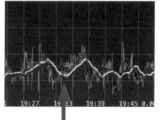

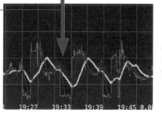

ととのいパワー

DATA POINT

❶ サウナ・水風呂で急激に心拍数が乱高下（体への負担が大きい）

❷ タイミングはずれているが、サウナ室に入った直後に、少しととのいパワーが活性化している

だんだん混んできたサウナ

1セット目は空いていたが2セット目から混んできた場合。

ととのい度
50
%

[感想] とても良いサウナだけれど混んでいた2セット目はリラックスできず、ととのいも不安定。

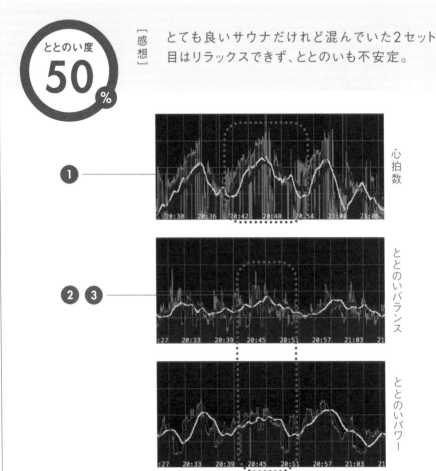

心拍数

ととのいバランス

ととのいパワー

DATA POINT

❶ 混んでいた2セット目は心拍数の上がり方が不均一。水風呂時間も短いため次のセットのサウナの負荷↑

❷ リラックスしない

❸ 自律神経の状態も不安定になる

水風呂の代わりに水シャワー

水風呂には入らず、サウナ室→水シャワー→外気浴。

ととのい度
60%

[感想] シャワーを浴びている間は、心拍数がけっこう下がった。しかし体が冷えないので3セット目はすぐに体が熱くなった。

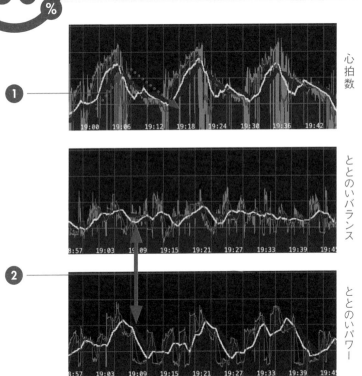

心拍数

ととのいバランス

ととのいパワー

DATA POINT

❶ クールダウンが不完全なので休憩中にクールダウンの続きをしている。休憩を長く取れば次のセットのサウナでも心拍の上昇はなだらかになる

❷ ととのう感覚は少し弱いが得られる

サウナ室の代わりにお風呂

お風呂 → 水風呂 → 外気浴。

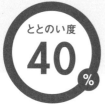

ととのい度
40%

[感想]

心拍数は120程度で頭打ち。軽くであればととのうが、求めすぎるとのぼせ状態になりフラフラになるので注意。

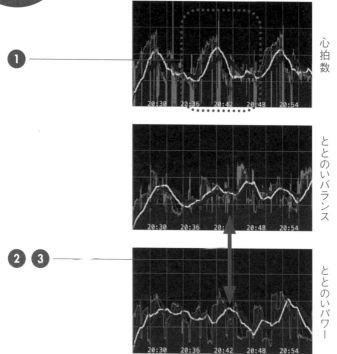

心拍数

ととのいバランス

ととのいパワー

―― DATA POINT ――

❶心拍数が130まで上がらなかった（やむなく120になったら出た）

❷ととのうという感覚は弱い

❸ととのいパワーは上がる

前半お風呂・後半サウナ室

前半2セットはサウナ室の代わりにお風呂。後半2セットはサウナ室。

ととのい度
20%

[感想]

お風呂にサウナ室と同じくらい入ると、その後自律神経の機能が急降下してフラフラになる。お風呂でサウナと同じくらいととのうのは難しい。

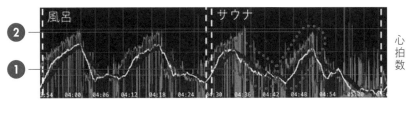

②
①
風呂　サウナ
心拍数
3:54　04:00　04:06　04:12　04:18　04:24　04:30　04:36　04:42　04:48　04:54　05:00

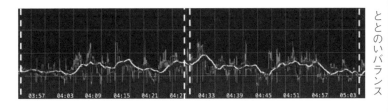

ととのいバランス
03:57　04:03　04:09　04:15　04:21　04:2　04:33　04:39　04:45　04:51　04:57　05:03

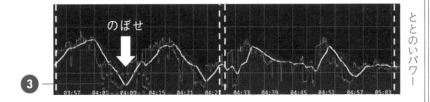

③
のぼせ
ととのいパワー
03:57　04:0　04:0　04:15　04:21　04:2　04:33　04:39　04:45　04:51　04:57　05:03

DATA POINT
---

① 前半のお風呂で深部体温が上がっているのでクールダウンに時間がかかる

② お風呂に比べてサウナ室のほうが心拍が素早く上がる

③ お風呂から出たらととのいパワーが急降下。のぼせた状態

サウナ室で極限まで追い込む

サウナ室で心拍数が160になるまで耐えてみた。

[感想]

ととのい度
20%

1セット目はかなりしんどく、フラフラになるが、そこそことととのう。問題はその後、体が疲れてととのわなくなる。

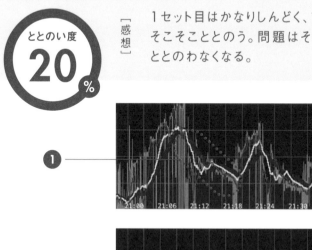

❶ ———

心拍数

ととのいバランス

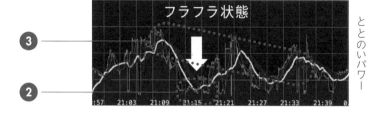

フラフラ状態

❸ ———

❷ ———

ととのいパワー

— DATA POINT —

❶ 心拍数が下がるのに時間がかかる

❷ ととのいパワーが急降下してフラフラ状態

❸ セットを重ねるごとに、ととのいパワーの頂点が下がっていく

満腹時

事前に腹10分目に。入り方は通常通りサウナ室→水風呂→外気浴。

ととのい度
0%

[感想]

2セット目からお腹が非常に痛くなった。心拍数がガタガタしているのはそのせい。満腹時にはサウナに入るまいと決意。

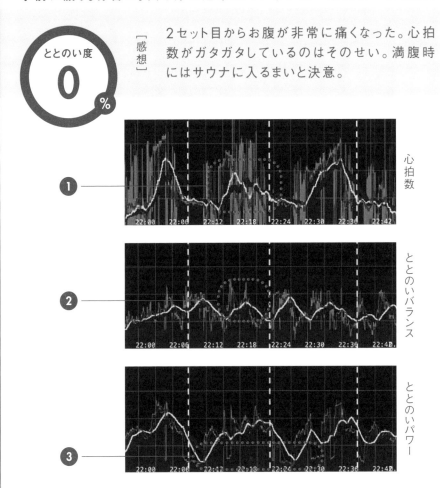

① 心拍数

② ととのいバランス

③ ととのいパワー

DATA POINT

❶ 2セット目のサウナ室で心拍数がガタガタに

❷ 上記のタイミングで交感神経が優位に

❸ 入り方は普通なのに、ととのいパワーはひどく低下

飲酒時

事前にワインを2本。入り方は通常通りサウナ室→水風呂→外気浴。

ととのい度

0 %

[感想]

体感は特に悪くなかったが、実は心拍数が非常に上がっていて驚いた。ととのいパワーも急降下するので転倒しそうで怖い。

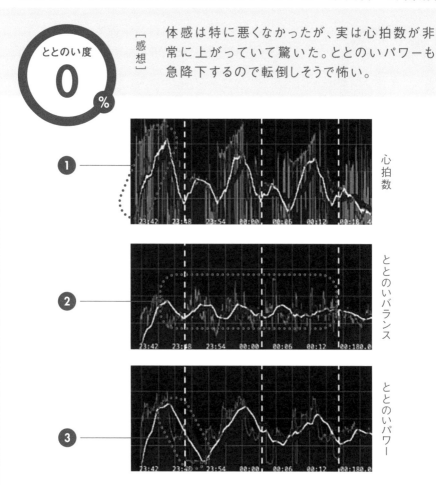

① 心拍数

② ととのいバランス

③ ととのいパワー

DATA POINT

❶心拍数の上昇の仕方が激しい

❷基本的に交感神経優位な状態が続く

❸ととのいパワーが水風呂の直後にガクンと低下

冷たすぎる水風呂

水風呂を非常に冷たいグルシン（1桁台の温度）にしてみた。

ととのい度
30%

［感想］ 水風呂が冷たすぎて一瞬しか入れないので、体が逆に冷えない。

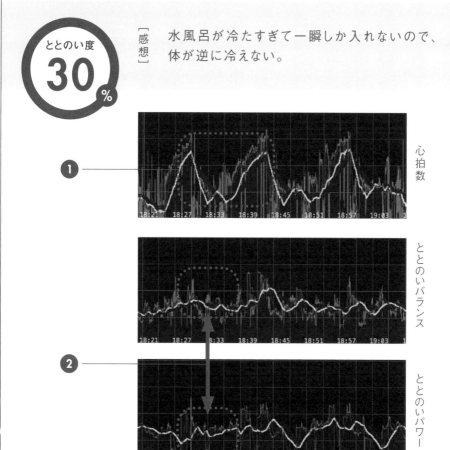

心拍数

ととのいバランス

ととのいパワー

―――― DATA POINT ――――

❶ 全セットで心拍数が急上昇・急降下。休憩中のM字パターン

❷ 流行店なので、気を遣って休憩時間も短くしか取れず、体が
しっかり温まる・冷却する・落ち着くができていないから自律神
経の活性化、リラックスが起こらない

おわりに

　私が代表を務める「日本サウナ学会」の学会誌に、昨年、発表された論文（*92）によると、日本人104人、フィンランド人99人の遺伝子を解析したところ、サウナに関連する温度センサーの個性が異なっていること、フィンランド人の方が温度感受性遺伝子の多様性が大きいことがわかったそうです。

　これは、遺伝子的背景の違いがサウナ文化に影響し、フィンランドにはフィンランド人に、日本人には日本人に合ったサウナ文化が発展し、定着してきたことを示すものだと言えます。**「サウナは人それぞれでいい」**という科学的な根拠ともいえるのではないでしょうか。

　近年のサウナブームでは、フィンランド式のサウナ文化が紹介され一般化しつつありますが、日本で昔から愛されているガス遠赤外線ヒーターなどいわゆる「昭和ストロングスタイル」も根強い人気です。

　それぞれのファンはときに対立することもありますが、今後、**さらに豊かなサウナ文化に発展させていくためには、それぞれの文化を尊重し、認め合うことが大事**。そして、文化を融合させて高次元の価値へ昇華させることは、もっとも日本人の得意とするところですよね。

　民族間のみならず、日本国内の地域差や、個人間の遺伝子的な違いもあります。個々人によってサウナや水風呂の好みは異なるのが当たり前。無理せず、無理強いせず、お互いを尊重し、自分自身が最高にととのうサウナの入り方を、本書を参考に、追及していただければと思います。

　そもそも私が、これほどサウナを愛し、みなさんに勧めている理由は、病院へ行く人を少しでも減らしたいからです。サウナを活用することで、本気で患者さんをゼロにしたいと考えています。

私が目指す未来では、**医者は病気を扱うのではなく、みなさんの健康を扱う職業にしたい。**

　そんな未来に向けて、1歩1歩着実に歩みを進めることが私のライフワークになっており、その一環としてサウナがあります。

　サウナの素晴らしさを正しく安全に広めるために今、色々なことをしています。研究活動もそうですし、日本一のサウナ作りもそうですし、法律の整備もそう。

　特に現在の法律は、サウナ業界の自由な発展を阻害しているため、国に働きかけながら早急に整備を進めているところです。

　そんなこんなで、やることは山ほどありますが、毎日が楽しく、それほど時間に追われている感覚もありません。**それもきっと、365日サウナに入って、ととのっているおかげでしょう。**

　私が代表を務める「日本サウナ学会」では、サウナの研究を一緒にしたり、情報をシェアし合う仲間を募集しています。ぜひ一緒にサウナの魅力を深めていきましょう。

　最後になりましたが、この本を出版できたのは、たくさんの方々のご協力があったおかげです。

　研究にご協力いただいた企業の皆様、いつも面白いエピソードを聞かせてくれるサウナー仲間、日本サウナ学会のクルーたち、SNSで激励のメッセージを送ってくださる方々、前著に引き続き編集をご担当いただいた井上敬子さん、ライターの森本裕美さん、本当にありがとうございました。

　それではみなさん。
　よいととのいを！

2023年6月　加藤容崇

私が個人的に大好きなサウナを、私のホームグラウンドである
東京と北海道を中心にご紹介します。サウナ評論家ではないので、
ひとりのサウナ愛好家の偏愛リストとして、
有名どころから穴場まで、ぜひ、参考にしてみてください。

※☆は個人的な「好き度」です。女性専用サウナは女性サウナーからの評判を聞いて掲載しました。ホテル併設のサウナは表記
していない場合は基本的には日帰り入浴が可能ですが、変更になる可能性があります。また事前予約が必要なところもありま
す。事前に必ずHPを確認し、お電話で問い合わせをしてからお出かけください。情報は、2023年6月現在のものです。

東京

● SPA&SAUNAコリドーの湯 (中央区・銀座)

https://corridorno-yu.jp/

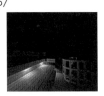

サウナ不毛地帯だった
銀座にできた待望のサウ
ナ。施設もきれいで、女
性用には2つサウナがあ
りReFaの高級ドライヤー
も。ととのってから銀座に
繰り出そう。☆☆☆☆

● サウナ東京 (男性専用・港区・赤坂)

https://sauna-tokyo.jp/

5つのサウナと広大な休憩スペースが特徴。おすす
めは大きなサウナ室。二酸化炭素濃度を計測し強
制換気を行っているのでアウフグースも安全に楽し
める。HPで待ち人数の確認も可能。☆☆☆☆

● 新宿天然温泉 テルマー湯 (新宿区・歌舞伎町)

https://thermae-yu.jp/

歌舞伎町という好立地に加え、広いので混みすぎ
ることが少ないのも◎。筋トレの施設やご飯がおい
しいのも高ポイント。☆☆☆☆

● ソロサウナtune (新宿区・神楽坂)

https://www.solosauna-tune.com/

個室サウナのパイオニ
ア。サウナ室で好みの音
楽をかけたり横になったり
してくつろげる。水風呂は
ないが、セルフロウリュも
可。ととのって神楽坂グ
ルメも味わえる好立地。☆☆☆☆

● 女性専用サウナ ルビーパレス

(女性専用・新宿区・新大久保)

http://www.rubypalace.com/

女性サウナーの聖地。オートロウリュのサウナやよ
もぎのスチームサウナなどがあり、あかすりなども定
評がある。韓国料理も美味。☆☆☆☆

● サウナランド浅草 – SAUNALAND ASAKUSA – (台東区・浅草)

https://seven-garden.com/ja/hotel/
saunalandasakusa

都内では珍しい薪ストーブ＋電気ストーブのハイブ
リット。柔らかい熱が◎。貸切や宿泊も可能。2階
キッチンコーナーには鉄板もあり、貸し切ってサウ
ナ後に仲間で盛り上がることも。☆☆☆☆

● SAUNA RESET Pint (台東区・浅草)

https://pintsauna.com/

サウナ室のみ個室、水風
呂と休憩は共通というハ
イブリッド施設。サウナの
入り方を聞けばインスト
ラクターが教えてくれる。
ゆっくりサウナを満喫した
いときに。男女フロア別。☆☆☆☆

● サウナ&カプセルホテル 北欧

(男性専用・台東区・上野)

https://www.saunahokuou.com/

上野駅前にある、「マンガ サ道」の舞台でもある言
わずと知れたサウナの聖地。サウナーなら四の五
の言わずに一度は行くべき。サウナ飯に「北欧カ
レー」がおすすめ。☆☆☆☆☆

● **Smart Stay SHIZUKU 上野駅前**（台東区・上野）
https://shizuku-hotel.jp/uenoekimae/
カプセルホテルのサウナ。今はなき、御徒町のスパリゾートプレジデントで溢れてしまったサウナ愛好家を受け止める。こざっぱりと清潔で女性にも。
☆☆☆

● **サウナセンター**（男性専用・台東区・鶯谷）
https://sauna-center.jp/
カプセルホテル併設老舗サウナ。入り口のシャザクが目印。アウフグースもあり、サウナ好きに嬉しい工夫が施設内にたくさんある。☆☆☆☆

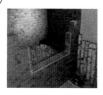

● **光明泉**（目黒区・中目黒）
http://kohmeisen.com/
老舗銭湯がデザイナーズ銭湯にリニューアル。清潔感がありおしゃれ。男女週替わりだが露天風呂もあり、外気浴もできる。ハイコスパ!☆☆☆☆

● **渋谷SAUNAS**（渋谷区・渋谷）
https://saunas-saunas.com/
「マンガ サ道」の著者・タナカカツキ氏プロデュース。9つのサウナがあり男女入れ替え制。音楽にこだわったサウナ室や寝られるサウナ室など個性的なサウナが揃う。お風呂はない。☆☆☆

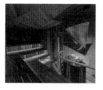

● **松本湯**（中野区・落合）
https://www.matsumoto-yu.com/
大人気のネオ銭湯。深い水風呂は頭の汗を流せば潜水も可能。大人気ゆえTwitterで混雑状況をチェックしてからいくべし。☆☆☆

● **ROOFTOP**（杉並区・西荻窪）
https://rooftopsauna.jp/
コワーキングスペース併設で、都内最大級のフィンランド式サウナと外気浴スペースが特徴。女性には外気浴用ポンチョも貸してくれるので外からの視線も気にせず屋上で外気浴できる。☆☆☆

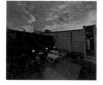

● **タイムズ スパ・レスタ**（豊島区・池袋）
http://www.timesspa-resta.jp/
デートでも使える男女ともに楽しめるスタイリッシュなサウナ。都心だが外気浴スペースがあり、女性用のミストサウナには泥パック入りの塩が置いてある。☆☆☆☆

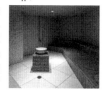

● **カプセル＆サウナ ロスコ**（北区・駒込）
https://www.rosco.tokyo/
寝転べるサウナ（寝落ち注意!）や掛け流しの地下水水風呂が最高。サウナ飯も充実。12時間滞在しても2000円というハイコスパ。☆☆☆☆

● **バーデと天然温泉 豊島園 庭の湯**
（練馬区・豊島園）
https://www.seibu-leisure.co.jp/niwanoyu/index.html
男女別ゾーンと男女共用で水着を着て入るバーデゾーンがある。バーデゾーンのサウナではカップルで一緒に、気軽にアウフグース体験もできる。緑も多くて開放感あり。☆☆☆

● **堀田湯**（足立区・西新井）
https://www.4126.tokyo/
80年の歴史を持つ銭湯が改装して生まれ変わったネオ銭湯。茶室をイメージしたサウナと深い水風呂が特徴。銭湯の値段でこのクオリティはすごい。女性も楽しめる。☆☆☆☆

北海道

● **ガーデンズキャビン**（札幌市）
https://www.gardenscabin.com/
札幌の中心地にあるホテルのサウナ。場所がとにかく便利なので、観光や出張の拠点に。☆☆☆

● **すすきの天然温泉 香郷**（札幌市）
https://www.toukakyo.jp/
歓楽街すすきのにある老舗ホテル・ジャスマックプラザのサウナ。男女ともにサウナは2種。身を清めてすすきのに繰り出そう。☆☆☆

● **Lively by Euphoria Faste**（女性専用・札幌市）
https://faste-lively.jp/
札幌グランドホテルにある女性専用サウナ施設。
セルフロウリュ可のフィンランド式サウナ。頭を直撃
するシャワーを浴びながらの水風呂が最高との噂。
☆☆☆☆

● **tower eleven onsen & sauna**（北広島市）
https://hkdballpark.com/shops/10/
北海道日本ハムファイターズの新球場「エスコン
フィールドHOKKAIDO」に設置されたサウナ。球
場を眺めながら入れる温泉とサウナは世界初。野
球好き&サウナ好きは一度は行くべし。☆☆☆☆

● **森のスパリゾート　北海道ホテル**（帯広市）
https://www.hokkaidohotel.co.jp/
麦飯石を使ったロウリュ
や十勝地方特有の「モー
ル温泉」が◎。社長こだ
わりの地元食材をふんだ
んに使用したサウナ飯も
美味。サウナグッズ充実の
ショップも隠れた名物。☆☆☆☆

● **十勝ガーデンズホテル**（帯広市）
https://www.gardenshotel.jp/
モール温泉＋セルフロウリュ、横になれる外気浴ス
ペースが特徴。午前2時まで日帰り入浴ができるの
で、到着が遅いときや、屋台村「北の屋台」観光後
にも利用できる。飲酒後はダメよ！☆☆☆

● **十勝しんむら牧場ミルクサウナ**（上士幌町）
https://milkjam.net/
「十勝しんむら牧場」の
小高い丘にある貸切サウ
ナ。「これぞ北海道」とい
う雄大な自然を味わいな
がらととのえる。宿泊施設
も新設。☆☆☆☆

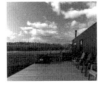

● **十勝川温泉観月苑**（音更町）
https://www.kangetsuen.com/
セルフロウリュができるフィンランド式サウナと広大
な十勝川に面した絶景の外気浴スペースが最高。
男女ともにちゃんと楽しめる。☆☆☆☆

● **十勝まきばの家**（池田町）
https://makibanoie.com/
ワインで有名な池田町にある、熟成用の巨大なワ
イン樽をそのまま使用したバレルサウナが特徴。ワ
インの甘い香りが漂う。男女共用の貸切。前日まで
の予約が必須。☆☆☆☆

● **トムラウシ温泉　東大雪荘**（新得町）
http://www.tomuraushionsen.com/
温泉を利用した蒸気浴サウナが特徴。トムラウシロ
ウリュとよばれる追いスチームが好評。☆☆☆

● **十勝エアポートスパ　そら**（中札内村）
https://tokachi-airportspasora.com/
とかち帯広空港から車で15分。ドイツ式建築コテー
ジに宿泊もできるフェーリエンドルフ内にある。男
湯のサウナは2種類。キンキンの水風呂、モール温
泉、広大な風景を味わえる外気浴が最高。
☆☆☆☆☆

● **十勝アヴァント**（新得町）
http://www.tonxton.com/avanto
屈足湖で冬季に行われるアヴァント（サウナ後に
凍った湖に穴をあけた水風呂に入ること）は、予約が即
埋まるほどの大人気。水温0.4℃、外気温はマイナ
ス10℃と体への負荷は高いので上級者向け。湯
宿くったり温泉レイク・インに泊まれる。☆☆☆☆

● **北こぶし知床ホテル&リゾート**（斜里町）
https://www.shiretoko.co.jp/
知床を代表するサウナ。
大きな窓があるサウナ室
からは冬になると流氷が
見られることも。23年よ
り宿泊者利用のみに。
☆☆☆☆

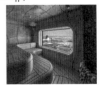

● **KIKI知床ナチュラルリゾート**（斜里町）
https://www.kikishiretoko.co.jp/
4つの個性的なサウナがある。中でも、国内では珍
しいウィスキングができるサウナがあることが特徴。
男女は時間によって入れ替え制。☆☆☆☆

● **十和田サウナ**（青森県・十和田市）
https://towadasauna.com
十和田湖畔にある貸切サウナ。サウナ室はロシア製のバレルサウナ、水風呂は十和田湖という最高のネイチャーサウナ。☆☆☆☆☆

● **極楽湯和光店**（埼玉県・和光市）
https://www.gokurakuyu.ne.jp/tempo/wako/
国内最大の温浴チェーン「極楽湯」の中でも特におすすめ。広いドライサウナ、広い水風呂、黒湯の露天風呂、風室を備えたサウナ室は"わかっている"設計。完全予約制のBBQイベントもあり、家族みんなで楽しめる。☆☆☆☆

● **スパ＆ホテル舞浜ユーラシア**（千葉県・浦安市）
https://www.my-spa.jp/
男女ともにあるケロサウナが絶品。東京ディズニーリゾートの近くなので、ディズニー帰りの疲れた体を癒やすと最高。☆☆☆☆☆

● **Sea Sauna Shack:**（千葉県・館山市）
http://sea-sauna-shack.com/
絶景の貸切サウナ。サウナ室からも外気浴スペースからも南房総の青い海が見える。仲間を誘ってわざわざ行きたいデスティネーションサウナ。
☆☆☆☆☆

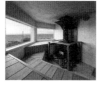

● **Snow Peak FIELD SUITE SPA HEADQUARTERS**（新潟県・三条市）
https://www.snowpeak.co.jp/fieldsuitespa/hq/
「Snow Peak」の本社キャンプフィールドにある隈研吾氏デザインのサウナ。焚き火を囲むように真ん中にサウナストーブを配したサウナ室、広大な休憩スペースが◎。男女入れ替え制。ご飯もおいしい。☆☆☆☆☆

● **The Hive**（富山県・立山町）
https://the-hive.jp/
六角形の半地下のおしゃれなサウナ。事前予約制。製薬会社が運営母体なので、地元産ハーブを使ったアロマにこだわりがある。併設されているレストランも美味しい。☆☆☆☆☆

● **サウナしきじ**（静岡県・静岡市）
https://www.saunashikiji.jp/
超有名なサウナの聖地。富士山の伏流水による水風呂が名物。混んでいることが多いので事前にチェックは必須。☆☆☆☆

● **サウナ＆カプセルホテル ウェルビー栄**（愛知県・名古屋市）
https://www.wellbe.co.jp/sakae/
名古屋のレジェンドサウナ。水風呂に加え、冷凍サウナ、アイスサウナも。サウナ愛溢れる施設で全国の模範となっている。☆☆☆☆☆

● **天空SPA HILLS 竜泉寺の湯 名古屋守山本店**（愛知県・名古屋市）
https://www.ryusenjinoyu.com/moriyama/
オートロウリュサウナ、絶景露天風呂、高濃度炭酸泉、岩盤浴、1万冊を超える漫画と書籍、キッズコーナーなど、あらゆる人が、楽しくダメ人間になれる施設。☆☆☆☆

● **森のサウナReplus**（京都市・北区）
https://replus-sauna.com/
北区鷹峯の森の中にある1日1組限定の貸切サウナ。森林浴をしながら思う存分ととのえる。
☆☆☆☆☆

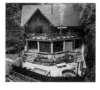

● **EARTH SAUNA**（京都市・右京区）
https://keihokudo.com/earth-sauna/
京都・京北地区にあるネイチャーサウナ。地元のサウナ好きメンバーが運営。オリジナルのサウナ小屋や大自然の外気浴が最高。☆☆☆☆☆

● SPA&HOTEL水春 松井山手
　（京都府・京田辺市）
https://suisyun.jp/matsuiyamate/
大型スーパー銭湯。強すぎるジェットバスや電気風呂は要注意。貸切サウナ（別料金）もあり、サウナ飯もウマい。1日中楽しめる。☆☆☆

● ぬかとゆげ（京都府・京丹後市）
https://nuka-yuge.com/
地元産の米糠を使った酵素風呂とサウナのハイブリット施設。整形外科医がオーナーで車椅子の人も安心して入れるバリアフリーサウナも。地方の素材を取り入れ、地方創生、ユニバーサルサウナとして超個性的で最高。☆☆☆☆☆

● 蒸 -五箇サウナ-（京都府・京丹後市）
https://lit.link/musugokasauna
「ぬかとゆげ」の兄弟施設。古民家を改装したサウナと目の前に流れる小川の水風呂。超リラックスできる。☆☆☆☆☆

● なにわ健康ランド 湯〜トピア
　（大阪府・東大阪市）
https://naniwa-utopia.com/
男性サウナは3つ、女性サウナは4つもある！　男性のみならず女性サウナにも力を入れているところも◎。☆☆☆☆☆

● サウナ風-Kaze-（島根県・大田市）
https://tokitsukaze.satoyamainstall.com/saunakaze.html
スナック、ギャラリー、神楽の舞台、サウナの複合施設「時津風」のサウナ。メイドイン地元の素材を使った地方創生サウナのお手本。地元の魅力を語りながらのアウフグースが最高。☆☆☆☆☆

● SAZAE（香川県・直島町）
https://sanamane.jp/
香川県直島のにあるグランピング施設「SANA MANE」に新たにできた宿泊者限定のサウナ。超個性的なサザエのような形のサウナと独自の吸排気システムが特徴。☆☆☆☆☆

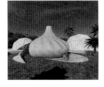

● 伊都のゆどころ（福岡県・糸島市）
http://genki-ito.jp/
黙浴の暗いメディテーションサウナと明るいTV付きのロウリュサウナの2種類あり、掛け流しの水風呂が気持ちいい。糸島ツーリングの際に最適。☆☆☆☆

宿泊チェーン＆ジムチェーン

● ドーミーイン
https://www.hotespa.net/dormyinn/
出張サウナ御用達ホテル。全国に90か所以上。主要都市をカバー。大方サウナはあるが、ない店舗もあるので要確認を。新設のホテルはどんどんサウナもよくなっておりサウナ愛を感じる。基本的には宿泊者限定。☆☆☆☆☆

● カンデオホテルズ
https://www.candeohotels.com/ja/
ビジネスホテルとラグジュアリーホテルの間をいくようなホテルチェーン。おしゃれなサウナが特徴。宿泊者限定のところと日帰り利用可のところがあるので確認を。☆☆☆☆☆

● ジェクサー
https://www.jexer.jp/
JR東日本スポーツが運営するフィットネスジムチェーン。ジェクサー・フィットネス＆スパの店舗にはサウナがありクオリティが高い。ジムの会員のみだがサブスクサウナとして利用しても。☆☆☆☆

一番のおすすめは
● 近所の空いているサウナ施設！
有名サウナと比べると施設は見劣りするかもしれないけれど、ここまで読んでくれたみなさんなら入り方を工夫して最高にととのえるはず！ サウナは健康のインフラ、疲れているときは近所のサウナが一番！ ☆☆☆☆☆

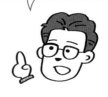

参考文献

Chapter 1

*1
https://www.youko-itoh-hsp.com/

*2
The time-profile of the PBMC HSP70 response to in vitro heat shock appears temperature-dependent,Amino Acids,2007

*3
Comparison of physiological reactions and physiological strain in healthy men under heat stress in dry and steam heat saunas,Biology and Sports,2014

*4
全身浴と部分浴における生理心理反応と加齢の影響,人間-生活環境系シンポジウム報告集,2014

*5
壮年期健常女性における岩盤浴と温泉浴が脈波伝播速度に及ぼす影響,日本衛生学会誌,2014

*6
Heat Transfer Analysis of the Human Eye During Exposure to Sauna Therapy, Numerical Heat Transfer, 2015

*7
Zech, M. et al. Sauna, sweat and science -quantifying the proportion of condensation water versus sweat using a stable water isotope ((2)H/(1)H and (18)O/(16)O) tracer experiment. Isot. Environ. Heal. Stud. 51, 439–47 (2015)

*8
The blood pressure and heart rate during sauna bath correspond to cardiacresponses during submaximal dynamic exercise, Complementary Therapies in Medicine, 2019

*9
TRPA1 is a component of the nociceptive response to CO2. Journal of Neuroscience, 2010

*10
炭酸水による口腔内への刺激が深部・末梢体温に及ぼす作用-Sham-feeding(偽飲)による口腔内刺激を用いた評価. 日本栄養・食糧学会誌, 2014

*11
The Undoing Effect of Positive Emotions, Motivation And Emotion, 2000

*12
Half-lives of Peptides and Amines in the Circulation,Nature,1967

Chapter2

*13
Podstawski, R., Borysławski, K., Pomianowski, A.,Krystkiewicz, W. & Żurek, P. Endocrine Effects of Repeated Hot Thermal Stress and Cold Water
Immersion in Young Adult Men. Am J Men's Heal 15, 155798832110083 (2021)

*14
Heuberger, E., Hongratanaworakit, T., Böhm, C., Weber, R. & Buchbauer, G. Effects of Chiral Fragrances on Human Autonomic Nervous System Parameters and Self-evaluation. Chem Senses 26, 281–292 (2001).

*15
Haze, S., Sakai, K. & Gozu, Y. Effects of Fragrance Inhalation on Sympathetic Activity in Normal Adults. Jpn J Pharmacol 90, 247–253 (2002).

*16
上田雪子, 安冨雅恵. 大学生の精油の香りに対する嗜好と リラックス効果との関連. 鹿児島国際大学福祉社会学部論集第36巻第3号

*17
Chien, L.-W., Cheng, S. L. & Liu, C. F. The Effect of Lavender Aromatherapy on Autonomic Nervous System in Midlife Women with Insomnia. Evid-based Compl Alt 2012, 740813 (2012).

*18
Lighting Research & Technology. 2022;54（6）:609-624.

*19
Physiological significance of 3-h bright and dim light exposure prior to taking a bath for core and forehead skin temperatures and heart rate during 1-h bathing of 38.5°C, Journal of Thermal Biology, 1998

*20
The Consideration Of Melatonin Concentration and Subjective Evaluation, Journal of Physiotherapy & Physical Rehabilitation, 2016

Chapter3

*21
Taylor, N. A. & Machado-Moreira, C. A. Regional variations in transepidermal water loss, eccrine sweat gland density, sweat secretion rates and electrolyte composition in resting and exercising humans. Extreme Physiology Medicine 2,4 (2013)

*22
TAKEMURA, T., WERTZ, P. W. & SATO, K. Free fatty acids and sterols in human eccrine sweat. Brit J Dermatol 120, 43–47 (1989)

*23

Chevrier, J. et al. Body weight loss increases plasma and adipose tissue concentrations of potentially toxic pollutants in obese individuals. Int. J. Obes. 24, 1272–1278 (2000)

*24

Baars, A. J. et al. Dioxins, dioxin-like PCBs and non-dioxin-like PCBs in foodstuffs: occurrence and dietary intake in The Netherlands. Toxicol. Lett. 151, 51–61 (2004)

*25

Hesketh, K. et al. Passive heat therapy in sedentary humans increases skeletal muscle capillarization and eNOS content but not mitochondrial density or GLUT4 content. Am J Physiol-heart C 317, H114–H123 (2019)

*26

壮年期健康女性における岩盤浴と温泉浴が脈波伝播速度に及ぼす影響、日本衛生学会誌,2014

*27

Lovell, R., Madden, L., Carroll, S. & McNaughton, L. The time-profile of the PBMC HSP70 response to in vitro heat shock appears temperature -dependent. Amino Acids 33, 137–144 (2007)

*28

Gu, L. et al. Effects of Intermittent Fasting in Human Compared to a Non-intervention Diet and Caloric Restriction: A Meta-Analysis of Randomized Controlled Trials. Frontiers Nutrition 9, 871682（2022）.

*29

Effects of Sauna Glucose Intake on TSH and Thyroid Hormone Levels in Plasma of Euthyroid Subjects, METABOLISM, 1987

*30

Bucht, H. & Donath, L. Sauna Yoga Superiorly Improves Flexibility, Strength, and Balance:A Two-Armed Randomized Controlled Trial in Healthy Older Adults. Int J Environ Res Pu16, 3721 (2019)

*31

橋本みづほ&佐伯由香. 皮膚の水分量・油分量・pHならびに清浄度からみた清拭の効果. 日本看護技術学会誌2, 61–68 (2003)

*32

Kowatzki, D. et al. Effect of Regular Sauna on Epidermal Barrier Function and Stratum Corneum Water-Holding Capacity in vivo in Humans: A Controlled Study. Dermatology 217, 173–180 (2008)

Chapter4

*33

Cardiovascular and Other Health Benefits of Sauna Bathing: A Review of the Evidence, Mayo Clinic Proceedings, 2018

*34
Laukkanen, T. & and ⋯, L.-J. Sauna bathing and risk of psychotic disorders: a prospective cohort study. Med Prin Pract (2018) doi:10.1159/000493392.

*35
Repeated Thermal Therapy Diminishes Appetite Loss and Subjective Complaints in Mildly Depressed Patients, Psychosomatic Medicine, 2005

*36&37
Annu Rev Neurosci. 2006;29:449-76.
Annu Rev Clin Psychol. 2012;8:49-76.

*38
Gibbons, T. D. et al. Influence of the mode of heating on cerebral blood flow, noninvasive intracranial pressure and thermal tolerance in humans. J Physiology 599,1977–1996 (2021)

*39
Lee, E. et al. Sauna exposure leads to improved arterial compliance: Findings from a non-randomised experimental study. Eur J Prev Cardiol 25, 130–138 (2017).

*40
Coupled electrophysiological hemodynamic, and cerebrospinal fluid oscillations in human sleep,Science,2019

*41
Regular sauna bathing and the incidence of common colds,Annals of Medicine,1990

*42
The Consideration Of Melatonin Concentration and Subjective Evaluation, Journal of Physiotherapy & Physical Rehabilitation, 2016)

*43
Cardiovascular and other Health Benefits of Sauna Bathing: A Review of the Evidence, Mayo Clinic Proceedings, 2018

*44
Health effects and risks of sauna bathing, Int J Circumpol Heal, 2012

*45
Physiological functions of the effects of the different bathing method on recovery from local muscle fatigue, Journal of Physiological Anthropology, 2012

*46
Tyka, A., Pałka, T., Tyka, A. K.,Szyguła, Z. & Cisoń, T. Repeated Sauna Bathing Effects on Males'Capacity to Prolonged Exercise-Heat Performance. Medicina Sportiva 12,150–154 (2008)

*47
Drzazga, Z., Binek, M. & Pokora, I.Does repeated dry sauna bathing change thermoregulation process in elite cross-country skiers? J Therm Anal Calorim 1–8 (2020) doi:10.1007/s10973-020-

09783-9.

*48
Zech, M. et al. Sauna, sweat and science - quantifying the proportion of condensation water versus sweat using a stable water isotope ((2)H/(1)H and (18)O/(16)O) tracer experiment. Isot. Environ. Heal. Stud.51, 439–47 (2015)

*49
https://www.drinkhydrant.com/blogs/news/why-dont-i-sweat-in-a-sauna

*50
A. Post-exercise, passive heat acclimation with sauna or hot-water immersion provide comparable adaptations to performance in the heat in a military context. Ergonomics 66, 49–60 (2023).

*51
Passive Heating: Reviewing Practical Heat Acclimation Strategies for Endurance Athletes. Front Physiol 9, 1851 (2018).

*52
Linnane, D. M., Bracken, R. M., Brooks, S., Cox, V. M. & Ball, D. Effects of hyperthermia on the metabolic responses to repeated high-intensity exercise. Eur J Appl Physiol 93, 159–166 (2004).

*53
HEDLEY, A. M., CLITEIN, M. & HANSEN, R. The Effects of Acute Heat Exposure on Muscular Strength, Muscular Endurance, and Muscular Power in the Euhydrated Athlete. J Strength Cond Res 16, 353 (2002).

*54
The effect of heat shock on acute hypertrophic signaling following skeletal muscle damage,Faseb J 22,1165.6-1165.6(2008)

*55
Khamwong, P., Paungmali, A., Pirunsan, U. & Joseph, L. Prophylactic Effects of Sauna on Delayed-Onset Muscle Soreness of the Wrist Extensors. Asian J Sports Medicine 6, e25549 (2015).

*56
疲労の回復に関する一考察：サウナ入浴前後の血中乳酸値の変動：5,生理学的研究、162(1971)

*57
Lee, S., Ishibashi, S., Shimomura, Y. & Katsuura, T. Physiological functions of the effects of the different bathing method on recovery from local muscle fatigue. Journal of Physiological Anthropology 31, 26 (2012).

*58
運動後の疲労回復の方法としての入浴が身体に及ぼす生理学的な影響、東方学誌(2013)

*59
Sleep quality in professional ballet dancers. Chronobiol Int 26, 1249–62 (2009).

*60
Stephens, J. M. et al. Core Temperature Responses to Cold-Water Immersion Recovery: A Pooled-Data Analysis. Int J Sport Physiol 13, 1–9 (2018).

*61
Sex differences in endocrine response to hyperthermia in sauna, Acta Physiologica Scandinavica, 1994

*62
Recovery from sauna bathing favorably modulates cardiac autonomicnervous system, Complementary Therapies in Medicine, 2019

Chapter5

* 63
Okazawa et al. The Japanese Journal of Sauna, vol.2, 2022

*64
Alterations in Brain Structure and Amplitude of Low-frequency after 8 weeks of Mindfulness Meditation Training in Meditation-Naïve Subjects, Scientific Reoport, 2019

*65
Buijze, G. A., Sierevelt, I. N., Heijden, B. C. J. M. van der, Dijkgraaf, M. G. & Frings-Dresen, M. H. W. The Effect of Cold Showering on Health and Work: A Randomized Controlled Trial. Plos One 11, e0161749 (2016).

*66
入浴による食欲、深部体温、食欲調整ホルモンへの影響,日本健康開発雑誌,2017

*67
Timo Sysio (2021-11-16). Assembling a geography of diplomatic sociability: The case of Finland's sauna diplomacy. The Professional Geographer 74 (2) : 304-313.

*68
Roy, D. S. et al. Distinct Neural Circuits for the Formation and Retrieval of Episodic Memories. Cell 170, 1000-1012.e19 (2017).

Chapter6

*69
Keast, M. L. & Adamo, K. B. The Finnish Sauna Bath and Its Use in Patients With Cardiovascular Disease. J Cardiopulm Rehabilitation 20, 225–230 (2000).

*70
Stranghelle J, Hansen H. Can heart disease patients take sauna bath? [Finnish]. Tidsskr Nor Laegeforen 1981;23:1273-1275.

*71
Winterfeld H, Siewart H, Strangfeld D, et al. Use of walking and sauna therapy in the rehabilitation of hypertensive patients with ischemic heart disease following aortocoronary venous bypass operation with special reference to hemodynamics [German]. Z Kardiol 1988;77:190-193.

*72
Hannuksela, M. L. & Ellahham, S. Benefits and risks of sauna bathing. Am J Medicine 110, 118–126 (2001).

*73
Japanese Journal of Sauna,2021 vol.1.

*74
MILUNSKY, A. et al. Maternal Heat Exposure and Neural Tube Defects. Obstet Gynecol Surv 48, 13–14 (1993).

*75
Miller, P., Smith, D. & Shepard, T. MATERNAL HYPERTHERMIA AS A POSSIBLE CAUSE OF ANENCEPHALY. Lancet 311, 519–521 (1978).

*76
Pirhonen, J., Vähä-Eskeli, K., Seppänen, A., Vuorinen, J. & Erkkola, R. Does Thermal Stress Decrease Uterine Blood Flow in Hypertensive Pregnancies? Am J Perinat 11, 313–316 (1994).

*77
Uhari, M., Mustonen, A. & Kouvalainen, K. Sauna habits of Finnish women during pregnancy. Brit Med J 1, 1216 (1979).

*78
Tikkanen, J. & Heinonen, O. P. Maternal hyperthermia during pregnancy and cardiovascular malformations in the offspring. Eur J Epidemiol 7, 628–635 (1991).

*79
Vähä-Eskeli, K., Pirhonen, J., Seppänen, A. & Erkkola, R. Doppler Flow Measurement of Uterine and Umbilical Arteries in Heat Stress During Late Pregnancy. Am J Perinat 8, 385–389 (1991).

*80
Brown-woodman, P. D. C., Post, E. J., Gass, G. C. & White, I. G. The Effect of a Single Sauna Exposure on Spermatozoa. Arch Andrology 12, 9–15 (1984).

*81
SAIKHUN, KITIYANANT, VANADURONGWAN & PAVASUTHIPAISIT. Effects of sauna on sperm movement characteristics of normal men measured by computer-assisted sperm analysis. Int J Androl 21, 358–363 (1998).

*82
Jurewicz, J. et al. Lifestyle and semen quality: role of modifiable risk factors. Syst Biol Reprod Mec 60, 43–51 (2013).

*83

LEPPÄLUOTO, J. et al. Endocrine effects of repeated sauna bathing. Acta Physiol Scand 128, 467–470 (1986).

*84

Mündel, T., Hooper, P. L., Bunn, S. J. & Jones, D. A. The effects of face cooling on the prolactin response and subjective comfort during moderate passive heating in humans. Exp Physiol 91, 1007–1014 (2006).

*85

Markkola, L., Mattila, K. J. & Koivikko, M. J. Sauna habits and related symptoms in Finnish children. Eur J Pediatr 149, 221–222 (1989).

*86

Kriikku, P., Ojanperä, I. & Lunetta, P. Death in Sauna Associated With a Transdermal Fentanyl Patch. Am J Forensic Medicine Pathology 41, 313–314 (2020).

*87

Zhang, Y.-B., Jiang, Y.-W., Chen, J.-X., Xia, P.-F. & Pan, A. Association of Consumption of Sugar-Sweetened Beverages or Artificially Sweetened Beverages with Mortality: A Systematic Review and Dose–Response Meta-Analysis of Prospective Cohort Studies. Adv Nutr 12, 374–383 (2021).

*88

Koning, L. de et al. Sweetened Beverage Consumption, Incident Coronary Heart Disease, and Biomarkers of Risk in Men. Circulation 125, 1735–1741 (2012).

*89

Ruanpeng, D., Thongprayoon, C., Cheungpasitporn, W. & Harindhanavudhi, T. Sugar and artificially sweetened beverages linked to obesity: a systematic review and meta-analysis. Qjm Int J Medicine 110, 513–520 (2017).

*90

Hur, J. et al. Sugar-sweetened beverage intake in adulthood and adolescence and risk of early-onset colorectal cancer among women. Gut 70, 2330–2336 (2021).

*91

Schneider, M. B., Benjamin, H. J. & Fitness, C. on N. and the C. on S. M. and. Sports Drinks and Energy Drinks for Children and Adolescents: Are They Appropriate? Pediatrics 127, 1182–1189 (2011).

*92

石田充輝, 塚崎雅之. サウナや水風呂の嗜好性は遺伝子で決まるのか? The Japanese Journal of Sauna, vol2, 2022

［著者］
加藤容崇（かとう・やすたか）

慶應義塾大学医学部特任助教・日本サウナ学会代表理事
群馬県富岡市出身。北海道大学医学部医学科を経て、同大学院（病理学分野専攻）で医学博士号取得（テーマは脳腫瘍）。北海道大学医学部特任助教として勤務したのち渡米。ハーバード大学医学部附属病院腫瘍センターにてすい臓がん研究に従事。帰国後、慶應義塾大学医学部腫瘍センターや北斗病院など複数の病院に勤務。専門はがんゲノム医療（がん遺伝子検査）とがんの早期発見技術開発。加速する医療費増加を目の当たりにし予防医療の重要性を再認識して、人間が健康で幸せに生きるためには、健康習慣による「予防」が最高の手段だと気づき、サウナをはじめとする世界中の健康習慣を最新の科学で解析することを第二の専門としている。サウナを科学し発信していく団体「日本サウナ学会」を友人医師、サウナ仲間とつくり、代表理事として活動中。初の著書『医者が教えるサウナの教科書』（ダイヤモンド社刊）は“サウナ愛好家のバイブル”に。

医者が教える
究極にととのう サウナ大全
──超絶リラックスとパフォーマンスアップに効く科学的な方法

2023年7月25日　第1刷発行
2024年9月24日　第4刷発行

著　者──加藤容崇
発行所──ダイヤモンド社
　　　　　〒150-8409　東京都渋谷区神宮前6-12-17
　　　　　https://www.diamond.co.jp/
　　　　　電話／03・5778・7233（編集）　03・5778・7240（販売）
ブックデザイン──喜來詩織（エントツ）
イラスト──ヤギワタル（カバー、本文）
校正──────鷗来堂
ＤＴＰ─────エヴリ・シンク
製作進行────ダイヤモンド・グラフィック社
印刷──────堀内印刷所（本文）・新藤慶昌堂（カバー）
製本──────ブックアート
編集協力────森本裕美
編集担当────井上敬子

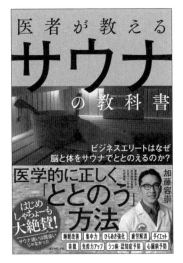